精编实用中医辨证论治常规

JINGBIAN SHIYONG ZHONGYI BIANZHENG LUNZHI CHANGGUI

张茂亮　等 主编

U0311308

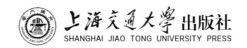

上海交通大学出版社

SHANGHAI JIAO TONG UNIVERSITY PRESS

内容提要

本书汲取现代中医学研究的新进展,力求将理论知识与临床实践相结合,首先系统地阐述了中医辨证体系与中医诊断方法,为读者呈现出了较为完整的中医诊断思维体系;其次从病因病机、临床表现、诊断、鉴别诊断入手,较为详细地讲解了心脑系、肺系、脾胃系等各类临床常见病证的辨证论治,且对诊疗过程中可能遇到的重点、难点问题进行了分析、论述,对疾病的预后转归、预防与调护也有简单介绍。本书内容全面翔实,重点突出,适合各级医疗机构的中医工作者及在校医学生参考阅读。

图书在版编目(CIP)数据

精编实用中医辨证论治常规 / 张茂亮等主编. --上海 : 上海交通大学出版社,2022.9
ISBN 978-7-313-25965-3

Ⅰ. ①精… Ⅱ. ①张… Ⅲ. ①辨证论治 Ⅳ. ①R241

中国版本图书馆CIP数据核字(2021)第251216号

精编实用中医辨证论治常规
JINGBIAN SHIYONG ZHONGYI BIANZHENG LUNZHI CHANGGUI

主　　编:张茂亮 等			
出版发行:上海交通大学出版社	地　　址:上海市番禺路951号
邮政编码:200030	电　　话:021-64071208
印　　制:广东虎彩云印刷有限公司	
开　　本:710mm×1000mm 1/16	经　　销:全国新华书店
字　　数:212千字	印　　张:13
版　　次:2023年1月第1版	插　　页:2
书　　号:ISBN 978-7-313-25965-3	印　　次:2023年1月第1次印刷
定　　价:198.00元	

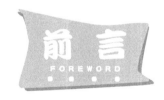

前言
FOREWORD

　　中医学是中华民族五千年传统文化的瑰宝,记录了中国人民几千年来同疾病作斗争过程中积累下来的丰富临床经验。此外,中医学把握住了人与外在环境密切相联系的规律,重视人与自然和谐,强调人体功能的平衡协调,它基于辨证论治的个体化诊疗方法体现了其学科特色和优势,其完整的理论体系蕴含着深厚的现代科学内涵,为世界科学发展源源不断地提供着动力。现在,中医学经过几十年的发展,已具有较为完善的诊疗思路和药物研发创新能力,在疾病的治疗与转归等方面取得了一定的成绩。

　　然而,随着医疗技术的进步以及理论知识的日新月异,传统的中医地位面临着严峻的挑战。怎样发展中医,使之跟上时代发展的步伐,是现今中医学亟需解决的重要问题。当代中医学绝不能画地为牢、固步自封,否则不仅无法实现创新,甚至可能在自我封闭中变得更加脆弱。为此,中医学只有守住最核心的知识精华,走属于自己的特色道路,才能始终保持生机活力,造福中国人民和世界人民。由此,我们组织了拥有丰富临床经验的中医工作者编写了这本《精编实用中医辨证论治常规》。

　　本书旨在帮助中医工作者建立临床知识的横向链接及提高临床实践能力,首先从中医学基础理论出发,系统地阐述了中医辨证体系、中医诊断方法,为读者呈现出了较为完整的中医诊断思维体系;其次从病因、病机、临床表现、诊断、鉴别诊断入手,较为详细地分析和讲解了心脑系、肺系、脾胃系等各类临床常见病证的辨证论治,且对诊疗过程中可能遇到的实际问题,如疾病的相关检查和可能出现的并发症进行了简要介绍。本书遵循普及与提高相结合的原则,力求将理论知识与临床实践相结合,汲取了现代中医学研究的新进展,适合各级医疗机构的中医医师参考阅读。

在编写过程中,编者们竭尽所能,力求使本书既能体现出现代中医学的发展,又具有可读性和实用性。尽管如此,书中的疏漏在所难免,恳请各位读者予以指正,以便进一步修订完善。

《精编实用中医辨证论治常规》编委会

2021 年 10 月

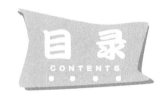

第一章

中医辨证体系

第一节 八纲辨证

八纲辨证是中医各种辨证的总纲。八纲即阴、阳、表、里、寒、热、虚、实八类证候,八纲辨证也是根据四诊取得的材料,进行综合分析,来认识疾病的病性、病位、病势等情况,为治疗提供依据。在八纲当中,阴阳又是总纲。其他六纲中的表、热、实属于阳纲,而里、寒、虚则属于阴纲。在实际运用八纲辨证时,首先辨别表里,确定病变的部位;然后辨别寒热、虚实,分清病变性质,了解正邪之间的强弱关系,最后可以用阴阳加以总的概括。根据其恶寒发热、头痛可判断其病在表;根据其发热重、咽痛、口渴喜饮、苔薄黄、脉滑数可判断其病属实热;那么根据八纲来辨证可辨为表、实、热证。

然而,八纲辨证只是分析、辨别证候的部位、性质、正邪强弱等关系的纲领。在实际临床中,还要进行必要的定位,以辨清是哪个脏腑热、哪个脏腑寒;哪个脏腑虚、哪个脏腑实。因此,临床中八纲辨证经常需要配合脏腑辨证使用。脏腑辨证可以辨别脏腑病位及脏腑阴阳、气血、虚实、寒热等变化,为治疗提供可靠的依据。

一、表和里

表里是辨别病位外内浅深的一对纲领。表与里是相对而言的。如体表与脏腑相对而言,体表为表,脏腑为里。从部位上看,身体的皮毛、肌腠相对在外,故为表;脏腑相对在内,故为里。

表证是指外感邪气经皮毛、口鼻进入人体,卫气抗邪于表而表现出的比较轻浅的证候。主要见于外感疾病的初起阶段。主要表现为发热、恶寒、头痛、身痛、舌苔薄白、脉浮。可伴有鼻塞流涕、打喷嚏、咽喉痒感、咳嗽等症状。通常来讲,表证起病急,病情较轻较浅,病程较短。

里证因病在里,或病起于里,故其基本特点是以无恶寒发热为主要表现的表证,而以脏腑、气血、阴阳等失调的症状为其主要表现。如高热,潮热,烦躁神昏,口渴喜饮;或畏寒肢冷,身倦乏力,口淡多涎,腹痛,便秘;或泄泻,呕吐,尿少色黄或清长,苔厚,脉沉等。通常来讲,里证起病缓,病情较深较重,病程较长。

二、寒和热

寒热是辨别疾病性质的一对纲领。阴盛或阳虚表现为寒证,是一组以寒象为主的症状和体征,可出现畏寒肢冷、大便稀溏、小便清长等症状。阳盛或阴虚表现为热证,是一组以热象为主的症状和体征,多见怕热、口渴喜冷饮、面红耳赤、烦躁、小便黄等症状。

寒证多因外感寒邪,或过食生冷所致,包括表寒、里寒。表寒也就是表证与寒证的综合。

热证多因外感阳热邪气,或七情过度而化热、食积化热等所致,包括表热和里热。表热证就是表证和热证的综合。

三、虚和实

"精气夺则虚"。虚证是对人体以正气不足为主所产生的各种虚弱证候的概括。多见于久病、重病后,或素体虚弱。临床上可分为气虚、血虚、阴虚、阳虚、气血两虚、阴阳两虚几种类型,各种虚证常见的症状有面色淡白或白或萎黄,精神萎靡,身倦乏力,自汗,形寒肢冷,大便稀溏或滑脱不禁,小便清长或失禁,舌淡胖嫩,脉沉迟无力(或虚或弱);或体瘦颧红,五心烦热,潮热盗汗,舌红少苔或无苔,脉细数无力。

"邪气盛则实"。实证是人体以邪气亢盛为主所产生的各种临床证候的概括。邪气有外感邪气和内生邪气之分,包括外感六淫、疠气,内生痰饮、食积、瘀血、结石等。各种实证常见的症状:发热且高热,胸闷,烦躁易怒,甚至神昏谵语,呼吸气粗,痰涎壅盛,腹胀痛拒按,大便秘结,小便色黄量少,舌质苍老,舌苔厚腻,脉实有力等。

四、阴和阳

阴证是人体阳气虚衰,阴寒内盛所导致的证候,有晦暗、沉静、衰退、抑制、向内、向下的特点,属于里证、虚证、寒证的一类证候。常见症状:面色白或晦暗,神疲乏力,少气懒言,语言低怯,呼吸微而缓,精神萎靡,畏寒肢冷,口淡不渴,大便溏,痰、涕、涎清稀,小便清长,舌淡胖嫩苔白滑,脉沉迟或细涩或微弱等。

阳证是人体阳气亢盛,脏腑功能亢进所导致的证候,有兴奋、躁动、亢进、明亮,向外、向上的特点,属于表证、实证、热证的一类证候。常见症状:恶寒发热;或壮热,口渴喜冷饮,呼吸气粗而快,语声高亢,面红目赤,心烦,躁动不安;或神昏谵语,喘促痰鸣,痰、涕黄稠,大便秘结,尿少色黄,舌红绛起芒刺,苔黄、灰黑而干,脉实、洪、数、浮、滑等。

第二节 脏腑辨证

脏腑辨证是在认识脏腑的生理活动、病理特点的基础上,将通过四诊所收集到的临床症状、体征等进行分析,从而推动疾病所在的脏腑病位、病理性质等的一种辨证方法。

一、心与小肠病辨证

(一)心气虚、心阳虚

心气虚、心阳虚是指心气不足或心阳虚衰,心失温养所表现的证候。

临床表现:心悸、气短、活动或劳累后加重,自汗,脉细弱或结代,为其共有症状。若兼见面白无华,体倦乏力,舌淡、苔白,则为心气虚;若兼见形寒肢冷,心胸憋闷,舌质淡胖,苔白滑,则为心阳虚。

(二)心血虚、心阴虚

心血虚、心阴虚是指心血亏虚,心失濡养或心阴亏损,虚热内扰所表现的证候。

临床表现:心悸健忘、失眠多梦为其共有症状。若面白无华、眩晕、唇舌色淡、脉细,为心血虚;若兼见五心烦热,潮热盗汗,颧红,舌质红、少津,脉细数,为心阴虚。

(三)心火炽盛

心火炽盛是指心之阳热亢盛所表现的实热证候。

临床表现:心胸烦热,失眠,面赤口渴,便秘尿黄,舌尖红赤、苔黄,脉数;或口舌生疮、糜烂疼痛,或吐血、衄血,甚或狂躁、谵语等。

(四)心脉痹阻

心脉痹阻是指各种原因导致的心脏络脉痹阻不通所表现的证候。

临床表现:心悸怔忡,心胸憋闷或刺痛,痛引肩背内臂,时发时止,舌质紫暗或见瘀斑,脉细涩或结代。

(五)痰迷心窍

痰迷心窍是指痰浊上蒙心窍所表现的神志异常证候。包括痰厥、癫、痫证。

临床表现:痰厥证,面色晦暗,脘闷呕恶,意识模糊,甚至昏迷,喉间痰鸣,苔白腻,脉滑;癫证,神志痴呆,精神抑郁,表情淡漠,喃喃自语,举止失常;痫证,突然昏倒,不省人事,四肢抽搐,两目上视,口吐涎沫,口中如作羊叫。

(六)痰火扰心

痰火扰心是指痰火扰乱心神所表现的证候。

临床表现:发热,面赤气粗,口苦痰黄,躁狂谵语,喉间痰鸣,舌质红、苔黄腻,脉滑数;或心烦失眠,胸闷痰多,头晕目眩;或见神志错乱,哭笑无常,躁狂妄动,打人毁物等。

(七)小肠实热

小肠实热是指小肠里热炽盛所表现的证候。

临床表现:心烦口渴,口舌生疮,小便短涩,尿道灼痛,尿血,舌质红、苔黄,脉数。

二、肺与大肠病辨证

(一)肺气虚

肺气虚是指肺气不足所表现的证候。

临床表现:咳喘无力,动则气短,痰液清稀,声音低微,倦怠无力,面色淡白,或有自汗畏风,易于感冒,舌质淡,脉虚弱。

(二)肺阴虚

肺阴虚是指肺阴不足,虚热内生所表现的证候。

临床表现:干咳无痰,或痰少而稠,甚或痰中带血,口干咽燥,声音嘶哑,形体消瘦,午后潮热,颧红盗汗,五心烦热,舌质红、少津,脉细数。

(三)风寒束肺

风寒束肺是指感受风寒,肺卫失宣所表现的证候。

临床表现:咳嗽,痰稀色白,咳声重浊,鼻塞流清涕,或兼恶寒发热,无汗,头身疼痛,苔薄白,脉浮紧。

(四)风热犯肺

风热犯肺是指风热之邪侵袭肺卫所表现的证候。

临床表现:咳嗽,咳痰黏稠色黄,口渴,咽痛,微恶风寒,身热,鼻塞流黄浊涕,舌边尖红,苔薄黄,脉浮数。

(五)燥邪犯肺

燥邪犯肺是指由燥邪侵犯肺卫所表现的证候。

临床表现:干咳无痰,或痰少而黏,或痰中带血,不易咳出,唇、舌、咽、鼻干燥欠润,或身热恶寒,舌燥少津,脉浮数或细数。

(六)痰热壅肺

痰热壅肺是指热邪夹痰,内壅于肺所表现的证候。

临床表现:咳嗽气喘,呼吸气促,甚则鼻翼翕动,咳痰黄稠,或痰中带血,或咳脓血痰有腥臭味,发热,胸痛,烦躁不安,口渴,小便黄,大便秘结,舌质红、苔黄腻,脉滑数。

(七)痰湿阻肺

痰湿阻肺是指痰湿阻滞于肺,肺失宣降为主所表现的证候。

临床表现:咳嗽,痰多黏稠,色白易咳,胸闷气促,喉中痰鸣,体倦纳少,舌质淡、苔白腻,脉滑。

(八)大肠湿热

大肠湿热是指湿热蕴结于大肠所表现的证候。

临床表现:腹痛泄泻,色黄而臭,或下痢脓血,里急后重,肛门灼热,小便短赤,或发热口渴,舌质红、苔黄腻,脉滑数。

三、脾与胃病辨证

(一)脾气虚

脾气虚是指脾气不足,运化失常所表现的证候。

临床表现:食少,纳呆,腹胀,便溏,倦怠无力,少气懒言,面色萎黄,形体消瘦,舌质淡、苔白,脉缓弱。

(二)脾阳虚

脾阳虚是指脾阳虚衰,虚寒内生所表现的证候。

临床表现:腹胀纳少,腹痛喜温喜按,形寒肢冷,大便稀溏或泄泻清谷,口淡不渴,或肢体水肿,或妇女白带量多质稀,舌质淡,舌体嫩胖大,苔白滑,脉沉迟无力。

(三)中气下陷

中气下陷是指脾气虚弱,升举无力,气机下陷所表现的证候。

临床表现:脘腹坠胀,食后尤甚,或便意频频,肛门重坠,或久泻久痢不止,甚则脱肛,或内脏下垂,或小便混浊如米泔,伴见头晕目眩,气短乏力,倦怠懒言,食少便溏,面白无华,舌质淡、苔白,脉虚弱。

(四)脾不统血

脾不统血是指脾气虚不能统摄血液所表现的证候。

临床表现:便血、尿血、肌衄、鼻衄、齿衄,或妇女月经量多、崩漏等,出血色淡,伴有便溏,少气懒言,神疲乏力,面白无华,舌质淡,脉细弱。

(五)寒湿困脾

寒湿困脾是指寒湿内盛,脾阳受困所表现的证候。

临床表现:脘腹胀闷,腹痛便溏,食少泛恶,口黏不爽,面黄晦暗,头身困重,或肢体水肿,小便短少,舌质淡、体胖、苔白腻,脉濡缓。

(六)脾胃湿热

脾胃湿热是指湿热蕴结脾胃所表现的证候。

临床表现:脘腹痞闷,呕恶纳呆,肢体困重,便溏不爽,小便短赤不利,或面目肌肤发黄,黄色鲜明如橘皮,或肌肤发痒,或身热起伏,汗出热不解,舌质红、苔黄腻,脉濡数。

(七)胃阴虚

胃阴虚是指胃阴亏虚,胃失濡润所表现的证候。

临床表现:胃脘隐隐灼痛,饥不欲食,或脘痞不舒,或干呕呃逆,口燥咽干,大便干结,舌质红、少苔或无苔,脉细数。

(八)胃火炽盛

胃火炽盛是指胃中火热炽盛所表现的证候。

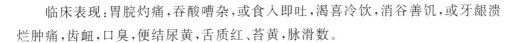

临床表现:胃脘灼痛,吞酸嘈杂,或食入即吐,渴喜冷饮,消谷善饥,或牙龈溃烂肿痛,齿衄,口臭,便结尿黄,舌质红、苔黄,脉滑数。

(九)食滞胃脘

食滞胃脘是指食物停滞胃脘,不能腐熟所表现的证候。

临床表现:脘腹胀满或疼痛,嗳腐吞酸,或呕吐酸腐馊食,吐后痛减,厌食,矢气酸臭,便溏,泄下物酸腐臭秽,舌苔厚腻,脉滑。

四、肝与胆病辨证

(一)肝血虚

肝血虚是指因肝藏血不足,导致肝血亏虚所表现的证候。

临床表现:眩晕耳鸣,面白无华,爪甲不荣,两目干涩,视物模糊,夜盲,肢体麻木,筋脉拘挛,月经量少,或闭经,舌质淡,脉细。

(二)肝阴虚

肝阴虚是指肝阴不足,虚热内扰所表现的证候。

临床表现:头晕,头痛,耳鸣,胁肋隐痛,两目干涩,视物模糊,烦躁失眠,五心烦热,潮热盗汗,咽干口燥,舌质红、少津,脉弦细数。

(三)肝气郁结

肝气郁结是指肝失疏泄,气机郁滞所表现的证候。

临床表现:情志抑郁或易怒,善太息,胸胁或少腹胀痛,或咽部有梗塞感,或胁下痞块。妇女可见乳房胀痛,痛经,月经不调,甚则闭经。

(四)肝火上炎

肝火上炎是指肝经气火上逆所表现的实热证候。

临床表现:头胀痛,眩晕,面红目赤,急躁易怒,口苦咽干,失眠或噩梦纷纭,胁肋灼痛,耳鸣耳聋,尿黄便秘,或吐血、衄血,或目赤肿痛,舌质红、苔黄,脉弦数。

(五)肝阳上亢

肝阳上亢是指肝失疏泄,肝阳亢奋,或肝肾阴虚,阴不潜阳,肝阳上扰头目所表现的证候。

临床表现:头胀痛,眩晕目胀,或面部烘热,脉弦。或兼见面红目赤,口苦咽干,急躁易怒,大便秘结,小便黄,舌质红、苔黄,脉弦数等肝阳化火证候。

(六)肝风内动

凡病变过程中出现动摇、眩晕、抽搐等症状的,均叫肝风内动。一般常有肝阳化风、热极生风与血虚生风3种。

1.肝阳化风

肝阳化风是指肝阳亢逆无制而表现风动的证候。

临床表现:眩晕欲仆,头痛而摇,项强肢麻,肢体震颤,言语不利,步履不稳,舌质红,脉弦细。若猝然昏倒,不省人事,口眼㖞斜,半身不遂,舌强语謇,喉中痰鸣,则为中风。

2.热极生风

热极生风是指热邪亢盛引起抽搐等动风的证候。

临床表现:高热,烦渴,躁扰不安,抽搐,项强,两目上翻,甚则角弓反张,神志昏迷,舌质红、苔黄,脉弦数。

3.血虚生风

血虚生风是指血虚筋脉失养所表现的风动证候。

临床表现:见肝血虚证。

(七)肝胆湿热

肝胆湿热是指湿热蕴结肝胆所表现的证候。

临床表现:胁肋胀痛,口苦纳呆,呕恶腹胀,大便不调,小便短黄,苔黄腻,脉弦数,或见阴囊湿疹,睾肿热痛,外阴瘙痒,带下黄臭。

(八)寒凝肝脉

寒凝肝脉是指寒邪凝滞肝脉所表现的证候。

临床表现:少腹胀痛,睾丸坠胀,遇寒加重,或阴囊缩,痛引少腹,苔白,脉沉弦。

(九)胆郁痰扰

胆郁痰扰是指胆失疏泄,痰热内扰所表现的证候。

临床表现:惊悸不寐,烦躁不安,口苦泛恶,呕吐,胸闷胁胀,头晕目眩、耳鸣,舌质黄、苔腻,脉弦滑。

五、肾与膀胱病辨证

(一)肾阳虚

肾阳虚是指肾脏阳气虚衰所表现的证候。

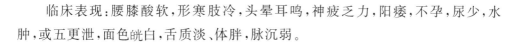

临床表现:腰膝酸软,形寒肢冷,头晕耳鸣,神疲乏力,阳痿,不孕,尿少,水肿,或五更泄,面色㿠白,舌质淡、体胖,脉沉弱。

(二)肾阴虚

肾阴虚是指肾阴液亏虚,虚热内扰所表现的证候。

临床表现:眩晕,耳鸣耳聋,失眠多梦,咽干舌燥,腰膝酸软,形体消瘦,五心烦热,盗汗,男子遗精,女子闭经,不孕,或见崩漏,舌质红、苔少而干,脉细数。

(三)肾精不足

肾精不足是指肾精亏损导致生殖生长功能低下所表现的证候。

临床表现:男子精少不育,女子经闭不孕,性功能减退,小儿发育迟缓,身材矮小,智力和动作迟钝,囟门迟闭,骨骼痿软。成人则见早衰,发脱齿摇,耳鸣耳聋,健忘,足痿无力。

(四)肾气不固

肾气不固是指肾气亏虚,固摄无权所表现的证候。

临床表现:腰膝酸软,小便频数清长,遗尿,小便失禁或余沥不尽,夜尿多,滑精早泄,白带清稀,胎动易滑,舌质淡、苔白,脉沉弱。

(五)肾不纳气

肾不纳气是指肾气虚衰,气不归元所表现的证候。

临床表现:久病咳喘,呼多吸少,气不得续,动则喘息更甚,自汗神疲,声音低怯,腰膝酸软,舌质淡、苔白,脉沉细无力。

(六)膀胱湿热

膀胱湿热是指湿热蕴结膀胱所表现的证候。

临床表现:尿急,尿频,尿涩少而痛,尿黄赤混浊,或尿血,或尿中有砂石,伴有发热腰痛,舌质红、苔黄腻,脉数。

六、脏腑兼病辨证

人体各脏腑之间在生理功能上是相互密切联系的,因而病变时常相互影响。常见有脏病及脏、脏病及腑、腑病及脏、腑病及腑。凡两个以上脏腑相继或同时发病者,即为脏腑兼病。

脏腑兼病,证候极为复杂,但一般以脏与脏、脏与腑的兼病常见,现对临床最常见的兼证进行讨论。

(一)心肾不交证

心肾不交证是指心肾水火既济失调所表现的证候。

临床表现：心烦不寐，心悸健忘，头晕耳鸣，腰酸遗精，五心烦热，咽干口燥，或伴见腰部下肢酸困发冷，舌质红，脉细数。

(二)心肾阳虚证

心肾阳虚证是指心肾两脏阳气虚衰，阴寒内盛所表现的证候。

临床表现：畏寒肢冷，心悸怔忡，小便不利，肢体水肿，或唇甲青紫，舌淡暗或青紫，苔白滑，脉沉微细。

(三)心肺气虚证

心肺气虚证是指心肺两脏气虚所表现的证候。

临床表现：心悸咳喘，气短乏力，动则尤甚，胸闷，痰液清稀，面色㿠白，头晕神疲，自汗声怯，舌质淡、苔白，脉沉弱或结代。

(四)心脾两虚证

心脾两虚证是指心血不足，脾气虚弱所表现的证候。

临床表现：心悸怔忡，失眠多梦，眩晕健忘，面色萎黄，食欲缺乏，腹胀便溏，神倦乏力，或皮下出血，妇女月经量少色淡，淋漓不尽等，舌质淡嫩，脉细弱。

(五)心肝血虚证

心肝血虚证是指心肝两脏血液亏虚所表现的证候。

临床表现：心悸健忘，失眠多梦，眩晕耳鸣，面白无华，两目干涩，视物模糊，爪甲不荣，肢体麻木，震颤拘挛，妇女月经量少、色淡，甚则经闭，舌质淡、苔白，脉细弱。

(六)肝火犯肺证

肝火犯肺证是指肝经气火上逆犯肺所表现的证候。

临床表现：胸胁灼痛，急躁易怒，头晕目赤，烦热口苦，咳嗽阵作，痰黏量少色黄，甚则咳血，舌质红、苔薄黄，脉弦数。

(七)肝脾不调证

肝脾不调证是指肝失疏泄，脾失健运所表现的证候。

临床表现：胸胁胀满窜痛，喜太息，情志抑郁或急躁易怒，纳呆腹胀，便溏不爽，肠鸣矢气，或腹痛欲泻，泻后痛减，舌苔白或腻，脉弦。

(八)肝胃不和证

肝胃不和证是指肝失疏泄,胃失和降表现的证候。

临床表现:脘胁胀闷疼痛,嗳气呃逆,嘈杂吞酸,烦躁易怒,舌红、苔薄黄,脉弦或带数象。或巅顶疼痛,遇寒则甚,得温痛减,呕吐涎沫,形寒肢冷,舌质淡、苔白滑,脉沉弦紧。

(九)肝肾阴虚证

肝肾阴虚证是指肝肾两脏阴液亏虚所表现的证候。

临床表现:头晕目眩,耳鸣健忘,失眠多梦,咽干口燥,腰膝酸软;胁痛,五心烦热,颧红盗汗,男子遗精,女子经少,舌质红、少苔,脉细数。

(十)脾肾阳虚证

脾肾阳虚证是指脾肾两脏阳气亏虚所表现的证候。

临床表现:面色㿠白,畏寒肢冷,腰膝或下腹冷痛,久泻久痢,或五更泄泻,或下利清谷,或小便不利,面浮肢肿,甚则腹胀如鼓,舌质淡、体胖、苔白滑,脉沉细。

(十一)肺脾气虚证

肺脾气虚证是指脾肺两脏气虚所表现的虚弱证候。

临床表现:久咳不止,气短而喘,痰多稀白,食欲缺乏,腹胀便溏,声低懒言,疲倦乏力,面色㿠白,甚则面浮足肿,舌质淡、苍白,脉细弱。

(十二)肺肾阴虚证

肺肾阴虚证是指肺肾两脏阴液不足所表现的证候。

临床表现:咳嗽痰少,或痰中带血甚至咳血,口燥咽干,声音嘶哑,形体消瘦,腰膝酸软,颧红盗汗,骨蒸潮热,男子遗精,女子月经不调,舌质红、少苔,脉细数。

第三节 气血津液辨证

气血津液辨证是运用脏腑学说中有关气血津液的理论,分析气血津液的病变,辨认其反映的不同证候。由于气血津液都是脏腑功能活动的物质基础,它们的生成及运行又有赖于脏腑的功能。因此在病理上,脏腑发生病变可以影响到气血津液的变化。

一、气病辨证

气病辨证的病变很多,一般可概括为气虚、气滞、气逆等。

(一)气虚证

气虚证是脏腑功能衰退所表现的证候。多因年老体衰、劳伤过度、久病失养、耗损元气、脏腑功能衰退或产后正气虚弱,致气行缓慢、经络痹阻。其表现:颈背部隐痛,久卧、久坐、久站劳累及晨起时加重,伴有面色㿠白、头晕目眩、少气懒言、疲倦乏力、心悸自汗、食欲缺乏、小便清长而频、舌淡苔薄白、脉细弱。

(二)气滞证

气滞证是指人体某一部分或某一脏腑气机阻滞,运行不畅所表现的证候。常由情志不畅,饮食失调,感受外邪或用力闪挫等因素引起。其表现:颈背部胀闷疼痛,聚时有形,散则无迹,时轻时重,窜痛无常。伴有胸痞脘闷,痰多喘满,气粗腹胀,大便秘结,舌红苔黄,脉弦或数实。

(三)气逆证

气逆是指气机升降失常,气逆不顺。一般多指肺胃之气上逆,以及肝气升发太过所致的肝气上逆的病理变化。郁怒伤肝,升发太过,气火上逆;或感受外邪,痰浊壅滞,肺气不降而上逆;或痰食阻滞气机,胃气失和而上逆。其表现:颈背腰部攻胀作痛,走窜不定。伴有咳嗽、喘息、嗳气、恶心、呕吐,头痛、眩晕,舌红苔黄,脉弦数。

二、血病辨证

血的病证颇多,概括起来主要有血虚、血瘀、血热三个方面,三者的病因、病机既有区别又有联系。

(一)血虚证

血虚证是由于血之不足,不能濡养脏腑经脉而出现的证候。失血过多或脾胃虚弱,化源不足或七情过度,暗耗阴液致脏腑百脉失养。其表现为颈背部酸痛麻木,活动不利。伴有面色苍白或萎黄,唇舌、爪甲色淡无华,头目眩晕,心悸怔忡,疲倦乏力或手足麻木,皮肤干燥,舌淡苔薄白,脉细无力。

(二)血瘀证

血液循行于脉管之中,流布全身,环周不休,运行不息。如离经之血,不能及时排出消散而瘀滞于某一部位或血液运行受阻,瘀积于经脉脏腑之内均属瘀血。

机体受到外界致病因素的影响,如跌仆损伤、感受寒邪等,或心、肝、脾的功能发生障碍,使血液循行速度减慢或导致血液溢于脉道之外,积于体内而致血瘀证。伤科疾病的血瘀多属于局部损伤出血所致。其表现:颈背部刺痛难忍,其痛拒按,夜间尤甚,痛处固定,或有肿块。伴有肌肤甲错,面色晦暗,肌肤浅表部位有瘀斑或瘀点,舌质紫黯或有瘀斑,脉涩或芤。

(三)血热证

血热证指血分有热或热邪侵犯血分的证候。损伤后积瘀化热,或感受热邪,或情志所伤,或脏腑功能失调,或瘀血留滞、郁而化热,均可致血热搏结或热伤血络,迫血妄行。其表现:疼痛喜冷恶热,拒按;或见出血之象。伴有心烦、躁扰、发狂,口干不喜饮,身热以夜间为甚;或见各种出血证,舌绛红,脉细数。

三、气血同病辨证

气和血是人体生命活动的动力和源泉,气和血相互滋生,相互为用,因而在发生病变时,气血常可以相互影响,既见气病,又见血病,即为气血同病。在正常生理情况下,气血阴阳是处于相对平衡的,气血相辅而行,循行全身不息。故有"血随气行""气为血帅""血为气母"之说。人体病理变化无不涉及气血。一旦气血的生理关系遭到破坏时,则运行失常,形成局部的气血凝滞,阻于肌肉或沉于筋骨,损伤脏腑或经络,导致气血同病。正如《素问·调经论》所说:"血气不和,百病乃变化而生"。气血同病常见的证候有气滞血瘀证,气血两虚证,气虚血瘀证,气不摄血证。

(一)气滞血瘀证

情志不遂,气滞血瘀或扭挫外伤等因素引起气机阻滞,血行瘀阻。其表现为疼痛走窜不定,或刺痛拒按,或胀痛。伴性情急躁,胸胁胀满;或见痞块,舌质紫黯;或有瘀斑等,脉弦涩。

(二)气血两虚证

气血两虚证多因久病不愈,气血两伤所致;或气虚不能生化;或先有失血,气随血耗而致气血两虚。表现为颈部麻木疼痛,酸软无力,乏力自汗,少气懒言,心悸失眠,面色萎黄或苍白,舌质淡,苔薄白,脉细弱。

(三)气虚血瘀证

气虚运行无力,血行瘀滞无以载气,气亦随之而少或随之而滞,常又病久气虚渐致瘀血内停。其表现为颈项部疼痛如刺拒按,肌肤甲错,身倦乏力,心悸失眠,舌暗或有瘀斑,脉细涩。

(四)气不摄血证

气虚统摄无权,以致血离经而溢于脉外。颈项部困痛,麻木无力,气短乏力,肢体倦怠,面色苍白;或见皮肤出血点等出血证候,舌质淡,苔薄白,脉虚细或弱。

四、津液辨证

津液是人体正常水液的总称,有滋养脏腑,润滑关节,濡养肌肤等作用。当津液的生成、输布、调节、转化、代谢等因损伤或外邪侵袭及其他致病因素影响而失常时,直接影响皮肉筋骨、关节孔窍的润泽和濡养,且形成水湿痰饮等病证。痰饮是由水液代谢的局部障碍而引起的病理产物,主要是因为肺、脾、肾三脏的气化功能受到障碍或三焦水道失于通调,影响津液的正常散布与排泄,痰饮凝滞经络筋骨,引起颈背部痛的发生,其疼痛症状及全身表现为颈背部麻木疼痛,肢体麻木,或有痰核、胸脘痞满不舒、眩晕昏冒、纳呆恶心、呕吐痰涎等症状,舌淡红,苔腻,脉滑。

第四节　卫气营血辨证

卫气营血辨证是由清代叶天士所倡导,常用于辨证治疗外感温热病,相当于现代医学的急性发热性疾病。卫气营血是古人用来代表温热病发展过程中深浅轻重不同的4个阶段。叶天士说"大凡看法,卫之后方言气,营之后方言血"就是指病邪由卫入气、由气入营、由营入血,标志着疾病的发展与转归的过程。许多皮肤病的发病及演变过程非常符合卫气营血发病规律,按此种辨证方法治疗往往能取得较好的疗效。

一、卫分证

《黄帝内经》曰:"卫气者,所以温分肉,充皮肤,肥腠理,司开阖也。"人体卫外功能失常,肺卫失宣,则风热之邪侵犯肌表,其主证为发热,微恶寒,咽红,头痛,咳嗽,皮疹以红色丘疹、斑疹、风团为主,脉浮或数。可见于急性荨麻疹、急性点滴状银屑,本证常见于疾病的初期。

二、气分证

卫分证不解,病邪内入气分,正盛邪实,阳热亢盛所致,其主证为:高热、烦渴,不恶寒反恶热,脉数、苔黄。热入气分后,因所处脏腑部位不同,临床表现又各不相同。热郁在肺,症见:皮肤郁热不透,丘疹、痒感颇重,如变应性皮炎;邪热壅肺,肺失清肃,肺气上逆,症见:大片弥漫性红斑,并可兼见咳喘、胸痛、痰黄稠等症,如剥脱性皮炎;热在阳明,症见:壮热,心烦,面赤,肤色红,可见于药疹。

气分证具有病变范围广,兼症繁杂的特点。凡温热病邪不在卫分,又不在营分、血分的一切证候,均属于气分证。故辨证时除抓住主症外,还必须依据兼症的特点,进一步判断病变所在的脏腑。

三、营分证

营分证是温热病发展过程中病邪内陷较为深重的阶段。《黄帝内经》曰:"营气不从,逆于肉里,乃生痈肿。"温邪内陷,热邪稽留于营分,热盛则肉腐,肉腐则为脓,故皮肤表现为疮疡脓肿。

热邪劫伤营阴,心神被扰则见身热(午后较重),口不甚渴或不渴,心烦不寐;甚或神昏谵语,斑疹隐现,舌质红绛无苔或少苔。可见于亚急性或系统性红斑狼疮活动期、剥脱性皮炎等疾病。

四、血分证

血分证指营分证不解,热邪深入血分,热盛动血、耗阴、动风所表现的证候。热入血分是温热病发展过程中的最后阶段,也是最深重的极期阶段。病变涉及心、肝、肾三脏,病证有热盛动血,迫血妄行。症见皮肤瘀血斑,色紫或黑,吐血、便血、尿血,皮肤灼热,躁扰不安,夜间较甚,舌质深绛,少苔或光苔。可见于变应性紫癜等。

第二章

中医诊断方法

第一节 望 诊

望诊是运用医师自己的视觉,对患者进行有目的的观察,从而获得有关病情的一种诊断方法。

中医学认为"有诸内必形诸外",人体是一个有机整体,人体内部发生病变必然会反映到体表上来,发生神、色、形、态等方面的异常变化。因此,通过医师的视觉,对患者进行有目的的观察,可以测知机体内脏气血阴阳的盛衰情况。《灵枢·本脏》:"视其外应,以知其内脏,则知所病矣"。

望诊的内容,主要包括望全身、望局部、望舌、望排泄物等方面。

一、望全身情况

望全身情况,主要包括望神、色、形、态4个方面。

(一)望神

神概括起来有两个概念:一是指人的精神、意识、思维活动,又称为"神明"或"神志",如"心主神""脑为元神之府"等就是指的这种神而言;二是指人体生命活动的外在表现,一般又叫"神气"。所谓"精神""神气",即指此神而言。这里望神,主要是指后一种概念而言。

因为神是以精气作为物质基础的。《灵枢·平人绝谷》:"故神者,水谷之精气也。"神通过人的精神活动,意识状态,面目表情,语言声调,反应能力等方面表现出来。因此,观察神的表现,就可以了解内脏精气盛衰的变化,从而推测病情的轻重变化和预后。在《黄帝内经》中是非常重视神的,如《灵枢·天年》:"得神者昌,失神者亡"。

望神,主要以望两目、精神、神志3个方面为主。一般来说,有神又叫"得神"。表示正气未伤,脏腑功能未衰,虽有邪气,病亦浅轻,预后良好。

无神又叫"失神",表示正气不足;或邪气过盛,正不胜邪;或津血耗伤,正气衰竭。如果病情较重,治疗不当,预后较差。《灵枢·天年》所说的:"得神者昌,失神者亡",就是这个道理。

其他如神志恍惚、目视不明的,多为气阴将退的重证,多见于病重垂危阶段;神昏谵语,手足躁扰不宁的,多为邪热内炽的火热证,多见于外感热病、火邪入心的阶段;神志昏迷,循衣摸床,撮空理线(神昏所出现的无意识的动作),两目呆视的,多为邪盛正衰,神气将亡的先兆;目眶忽陷,肌肉瘦削,皮肤干瘪、无弹性的,多为水津竭绝之象,可见于严重脱水。

临床望神还必须注意一种伪象,须与"有神"相鉴别。这种现象多见于重病之后,患者突然一反平时的病态而出现某些似乎"有神"的假象。如原来精神极度衰弱,意识不清,而猝然精神转"佳",意识清楚;或本来面色晦暗不泽,突然颧红如妆;或原本语言低微,时断时续,不思饮食,突然转为语言流利,思想饮食等。这些现象都是"阴阳离决,精气乃绝",形将死亡的预兆,一般叫作"回光返照"或"残灯复明"。

(二)望色

望色主要望患者面部的颜色,因面部血管丰富,最能反映脏腑气血盛衰的情况,故有"头为诸阳之会"的说法。

望色的内容主要包括颜色和光泽两方面。颜色分青、黄、赤、白、黑五色,由于中医学理论是以五脏系统为主体,所以将五色分属于五脏,称为五脏之本色。如心色赤,肺色白,脾色黄,肝色青,肾色黑。《灵枢·五色》:"以五色命脏,青为肝,赤为心,白为肺,黄为脾,黑为肾"。这种五色的分类法,临床上对某些病证有一定的意义,如目眶发青是肝风的先兆;心火亢盛,面色发红;慢性消化不良的患者面色萎黄;蝴蝶斑是肾虚血瘀,但并不是绝对的。

光泽主要反映了人体精气的盛衰,即前述有神、无神。一般来说,患者面色鲜明有光泽、荣润的,说明病情轻浅,精气未衰,预后较好;若面色晦暗无光彩、枯槁,说明病情很重,精气已伤,预后较差。

望色与望光泽两者必须结合起来,叫作"色泽",即指颜色的润泽、鲜活或晦暗、枯槁。

我国人民正常的色泽应是微黄红润而有光泽,它是脏腑气血的外荣,称为

"常色"。患者表现出的不正常的色泽,称为"病色"。

病色的不同变化,常为不同病变的反映。

1.白色

白色主虚证、寒证,或失血。白色是气血不能充盈脉络的表现。因此,寒凝血滞,气血虚弱,都可出现面色苍白。所以,白色主虚证,多属寒盛或气血不足的反映。例如:阳虚证,推动血液运行无力,阳虚水气不化,多见面色苍白而又浮肿;血虚证,血少不能上荣,面色淡白,面容消瘦;表寒、里寒证,面色多白,这是寒主收引,经脉收缩的缘故。此外,在外感热病发展过程中,突然出现面色苍白,出冷汗,多属阳气将脱的虚脱证,可见于感染性休克。

2.黄色

黄色主虚、湿证。脾虚不能运化,水谷精气不能充养肌肤,肌肤精气不足,肌肤本色毕露;或水湿不化,湿邪滞留肌肤,则反映出萎黄、枯槁、无光泽的颜色。如脾胃气虚长期消化不良,营血不能上荣,多见面色淡黄,枯槁夭泽,称为"萎黄"。寄生虫病患者,外感湿邪的表湿证、湿热病等,面色多黄滞枯槁;脾气虚衰,湿邪内阻,水湿不化,面色黄而虚浮,称为"黄胖"。最明显的是湿热熏蒸,身面均黄的黄疸,黄色鲜明的属湿热,黄色晦暗的属寒湿。

3.赤色

赤色主热。这是因为血热妄行,皮肤脉络血液充盈的缘故。赤色主热,有实热、虚热的不同。实热常满面通红,常见于外感热病高热时;虚热而红多在久病后出现,且多见于午后,位于两颧部,如肺结核后期。此外,还有一种面红娇嫩鲜艳,浮于肌表游移不定的,这是真寒假热,阳浮于上的"戴阳"证。

4.青色

青色主寒、痛、瘀血、惊风。青色是经脉阻滞,气血不通的现象。寒则气血凝滞,故色青;经脉气血不通,不通则痛,故又主痛;瘀血为气血凝滞所致,故又主瘀血。青为肝色,故又主惊风。如风寒骨节疼痛、里寒腹痛、疼痛剧烈时,都可见面色苍白而青。此外,面色青灰,眉间青紫,多为内有瘀血,见于心气不足、心血痹阻;小儿高热,鼻柱、眉间以及唇四周出现青色,多为将发惊风之征兆。

5.黑色

黑色主寒、主痛、水肿、肾虚。黑色是阳气虚衰,气血郁滞的重证。阳衰阴盛,阴盛则寒,寒则气血凝滞,凝滞不通则痛;阳虚气化不利,水气内停,肾为阳气之根,故肾虚、阳虚、寒、痛、水肿等,皆能见到黑色。如水肿病的面色黧黑,久病肾虚,肾虚水泛的水饮病(慢性肾上腺皮质功能减退等)常见眼眶周围黯黑。又如蝴蝶斑,常因肾虚血凝所致。

(三)望形体

形体指人体的外形,形体内应五脏,故五脏病变,也常反映到形体,使形体发生变化。

望形体,最明显的是形之肥瘦。患者形体肥胖,多属阳虚而有痰湿,这是阳虚使气血周流迟缓的缘故,或阳虚水湿不化而有湿痰;形体消瘦,多属阴虚有火,这是阴虚精血不能营养肌肉所致。后人有"形盛气虚""肥人多痰,瘦人多火"等说法。《素问·脉要精微论》说:"头者,精明之府,头倾视深,精神将夺矣;背者,胸中之府,背曲肩随,府将坏矣;腰者,肾之府,转摇不能,肾将惫矣;膝者,筋之府,屈伸不能,行则偻附,筋将惫矣;骨者,髓之府,不能久立,行则振掉,骨将惫矣。"

此外,如形瘦大肉已脱(骨瘦如柴),为精气衰竭的征象,肌肉发胖,按之没指,是水湿渗入肌肤的水肿证。

(四)望姿态

由于疾病的性质不同,其表现的动静姿态也不一样。如患者卧时蜷缩成团,多为阳虚或有剧痛;卧时仰面伸足,手足躁动不安的,多为阳盛实热;眼睑、口唇或手足指趾不时颤动,见于外感热病的,是动风发痉的预兆,见于虚损久病,多属气血不足的虚风。四肢抽搐,突然昏倒,多见于风病,如癫痫。手足拘挛,屈伸不利,可见于风寒湿痹。若一侧手足举动不遂,麻木不仁,称半身不遂,是中风偏瘫,可见于脑血管意外。足膝软弱无力,活动不灵,是痿病。

疾病是复杂的,其表现的姿态也是各式各样的,但总有一个原则,这个原则就是"阳主动,阴主静"。所以凡属阳证,包括热证、实证,其姿态多表现为动而不安;凡属寒证、虚证,其姿态多表现为静而安卧。

二、望局部情况

(一)头与发

1.头

头为诸阳之会,精明之府,所以五脏的病变,常多反映于头部。望头,主要观察头的形状及动态。例如:久病头项不能抬起,多属精气竭绝之危证。精气根源于肾,肾主先天,先天竭绝致危证。小儿头形过大或过小,伴有智力发育不全,多见于先天不足,肾精亏损。小儿囟门下陷,多属先天不足,或阴液亏损(脱水)。

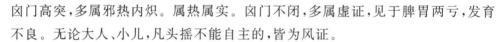

囟门高突,多属邪热内炽。属热属实。囟门不闭,多属虚证,见于脾胃两亏,发育不良。无论大人、小儿,凡头摇不能自主的,皆为风证。

2.发

看质和色的变化。发稀疏易落,或干枯不荣——精血不足之证。突然出现片状脱发——血虚受风。年少发落——不是肾虚,即是血热。

(二)目

目为肝窍,五脏六腑之精气皆上注于目。因此,望目的异常,可测知五脏的病变,特别是肝的病变。总的情况是,目开而欲见人的属阳证;目闭而不欲见人的属阴证。具体的如目赤红肿,多属肝经风热(外感病),或肝火上炎(内伤病);白睛发黄,多为肝胆湿热引起的"黄疸";目眦(眼角)溃烂,多属湿热;眼睑浮肿,状如卧蚕,为水肿,多见于风水证;眼窝下陷,见于大汗、大吐、大泻之后,多为津亏与脱水。目睛上视、斜视或直视,多属肝风;小儿睡眠露睛的,多属脾虚、气血不足;疾病后期,见瞳孔散大,多属精气衰竭、神气亡散的危急重证。

(三)耳

耳为肾窍,又属于少阳经,为宗脉之所聚。望耳应注意耳的色泽及耳内情况。耳轮的色泽以红润为佳。如耳轮干枯焦黑,多属肾精亏损、精不上荣所致,属危证;耳背有红络,耳根发凉,多是麻疹先兆;耳内流脓水,病为脓耳或聤耳,多为肝胆湿热所致。

(四)鼻

鼻为肺窍,胃经之所过。望鼻主要是望鼻内和鼻的外形。鼻流清涕,属外感风寒;鼻流浊涕,则属风热。久流浊涕,而有脓腥味的,是鼻渊。由于感受外邪或胆经郁热所致,鼻头或周围充血;或生红色血疹,名酒糟鼻,多属肺胃有热。鼻柱溃烂塌陷,常见麻风或梅毒。鼻翼翕动,多见于肺热,或肺胃精气衰竭而出现的喘息。

(五)唇、齿、咽喉

1.唇

唇为脾之外荣,望唇应观察其颜色、润燥和形态的变化。一般来说,唇色淡白,多属气血两虚;唇色青紫,多为寒凝、血瘀;唇色深红,则为热在营血。总之,色白为虚,色青为寒,色红为热。口唇干枯皲裂,可见于外感燥邪,亦见于热炽伤津;口角流涎,多见于脾虚不摄、胃中有热、虫积、胃有停饮;口唇糜烂,多由脾胃湿热上蒸;口歪斜,则为中风;撮口或抽掣不停,为肝风内动或脾虚生风;口开不闭,常见于脱证。

2.齿

齿为骨之余,肾生髓主骨,阳明经络于齿龈,故齿与肾、胃肠的关系密切,望齿可测知肾、胃的病变。如牙齿干枯不润,多见于高热伤津,胃津不能上润;牙齿干燥如枯骨,多为肾精枯竭,肾水不能上承;牙龈色白,是血虚的征象;牙龈红肿或兼出血,是胃火上炎;牙齿松动稀疏,齿龈外露,多属肾虚或虚火上炎;睡中咬牙或啮齿,常见于胃热或虫积。

3.咽喉

咽喉为肺、胃之通道,心、肾、肝、脾等经均络于咽,故其病变与许多脏腑都有关。咽喉红肿疼痛,为肺胃有热;红肿化脓,溃烂如腐渣,为热毒已盛;若红色娇嫩,不甚肿痛的,多属肾亏虚火上炎。咽喉白腐,形似白膜,刮之可去而不立即复生的,是肺胃有热;若刮之不去,重刮出血,且随之复生的,多是白喉,属肺热阴虚所致。

(六)皮肤

周身皮肤及面目发黄的,是黄疸病。皮下出现红色斑点,点大成片,平摊于肌肤上的为"斑";形如粟米,高出皮肤的,为"疹"。斑疹多见于急性外感热病,如流行性脑脊髓膜炎、流行性乙型脑炎、麻疹、烂喉丹痧、猩红热等,是邪热侵入营血、迫之外溢、热毒外发的表现。

望斑疹,主要是望斑疹的色泽和形态。一般以红润鲜明,分布均匀,疏密适中为顺;以晦暗不鲜明,分布疏密不均,或见而即陷为逆。红色浅淡鲜活为毒轻,深红紫赤为毒重,黑而晦暗为毒极,预后不良。形如豆瓣或红肿成片、成团、瘙痒难忍的是风疹。形如粟米,搔痒溃破流脓水的是湿疹。

三、望舌

望舌又称舌诊,是望诊的重要内容,也是中医诊断疾病的重要依据之一。舌诊的历史,已很悠久,早在《黄帝内经》中就有记载,以后历代均有发展,特别是到了明清,温热学说的发展不仅大大丰富了舌诊的内容,而且成为温热病辨证论治的重点内容。

(一)望舌为什么能诊病

"盖有诸内者,必形诸外。"这是中医诊断学的理论原则之一,内在脏腑气血的活动变化,必然能反映到体表上来,因而观察体表组织器官的变化,就能推断内脏的病变。

舌是人体一个外在的组织器官,它与内脏有着密切联系。这种联系表现在下列 3 个方面。

(1)舌为心之苗,又为脾之外候:舌与心气相通,是心脏显露于外的一个苗窍,故有"心开窍于舌"的理论。所以,舌能反映心气、心血的盛衰,而且因为心藏血而主神明,是五脏六腑之大主,《素问·灵兰秘典论》说:"心者,君主之官也,神明出焉……故主明则下安……主不明则十二官危"。所以人体气血的盛衰,运行的情况,五脏六腑功能活动的情况,也能反映到舌上来。

口为脾窍,舌位于口内而司味觉。因此,舌与脾、胃的关系也很密切,脾胃为后天之本,后天之精的盛衰,关系到五脏六腑的功能活动。所以,不仅是脾胃的运化情况能反映到舌上来,就是五脏六腑功能的盛衰,也能反映到舌上来。

(2)经络相联系:手太阴肺经系喉咙,连于舌本;手少阴之别系舌本;足少阴之脉夹舌本;足厥阴之脉络于舌本;足太阴之脉连舌本,散舌下。经脉内系脏腑,又是气血运行的通路,所以人体脏腑、气血、津液的虚实,疾病的浅深轻重变化,都能反映于舌。

(3)舌本身具有丰富的血液供应,舌黏膜薄而透明,乳头反应灵敏。因此,气血、津液、脏腑等生理、病理变化,就可以通过经络反映到舌上来。

上述舌与内脏 3 方面的联系,说明舌的变化与内脏是密切联系的,因而望舌的变化,就有助于疾病的诊断。脏腑病变反映到舌上来,常有它一定的部位,这就形成了舌分部候脏腑的方法。古代分部候脏腑的方法,各家稍有出入。其相同的是:舌根候肾,舌中候脾胃,舌尖候心。所不一致的是肝与肺,有以舌尖部候心肺,舌边候肝胆,中心候胃,中心的周围候脾。但一般认为是,舌根部、中部、尖部分作下焦、中焦、上焦。根部候肾,中部候脾胃,舌尖候心肺,舌边候肝、胆。

总之,舌分部候脏腑,在诊断上有一定的价值,但应结合具体情况,具体分析,不能过于机械地看待,还应将舌质和舌苔合参。

(二)舌诊的内容

舌诊的内容,主要包括舌质和舌苔两部分。一般来说,舌质主要反映脏腑的虚实,气血的盈亏,阴阳的盛衰;舌苔主要反映病位的表里浅深,病性的寒热、正邪斗争的消长。但疾病发生、发展、变化,常是人体脏腑、气血等与病邪交织在一起的,因而望舌,不能把舌质和舌苔截然分开,应当相互合参。

1.望舌质

舌质是指舌的肌肉、脉络组织,又称"舌体"。望舌质,主要观察色、形、态3 个方面。

2.望舌色

正常舌色多呈淡红色,浅深适中,鲜活润泽。正常舌色见于健康人,也可见于外感表证初期;或其他疾病,病情轻浅,机体一般情况尚好。病色可分4种。

(1)淡白舌:舌色较正常。舌浅、淡,主寒证、虚证。主要是由于阳虚气弱,气血不足,不能荣于舌所致。临床常见的有两种情况:一是舌体稍肥大,舌面润泽,舌边有齿印,呈荷叶边样,多属阳虚有寒,常见于内伤病的阳虚证;如舌面润泽津多的,常为阳虚不能化水的现象,均可见于阳虚停饮或阳虚水肿证。二是舌体接近于正常,或略瘦小,舌面润而津不多,多属气血两虚,可见于血虚证。

(2)红舌:舌色深于正常,呈鲜红色,主热证。主要由于热则血妄行,气血充盛脉络所致。红舌主热,但有虚热、实热之分。见于湿热证的,鲜红而不干是里热虽盛但津液未伤,鲜红而干的是里热伤津。上两种外感病可见于阳明证及气分证,内伤病可见于心火上炎等证。鲜红而有芒刺的是血分热盛,常见于湿热病的邪热入营分证。见于虚热证的,如鲜红无苔是阴虚火旺,可见于结核病后期的肺胃阴虚、肝胃阴虚、心肾不交等证。现代医学所讲的急性感染、高热、中暑,以及细菌性心内膜炎等病,多见红舌。

(3)绛舌:舌色深于红舌,介于红舌与紫舌之间,常是红舌的进一步发展。主内热深重,邪热入于营血,亦有虚热、实热之分。实热证多见于外感热病,舌色纯绛的为温热病邪热入营的营分证,较上述红舌,热邪更甚。舌色深绛的为温热病邪热入血的血分证;绛而光亮为邪热入营血,胃阴已伤的证。虚热证的,多见于内伤病,阴虚火旺,久病的重证。绛而不鲜,干枯无津为肾阴已涸,阴液大伤。红舌与绛舌,据目前临床观察,多见于感染发热,烧伤和外科手术后的患者,但如癌症晚期、甲状腺功能亢进、肝硬化腹水、结核病等亦可出现红绛舌。初步研究结果,红绛舌是由于舌有炎症,使舌黏膜固有层毛细血管扩张充血所造成。

(4)紫舌:舌色青紫或舌上有青紫斑块、瘀点,多属瘀血的征象。主病有寒热之分:①绛紫色深,干枯少津,属热,多系邪热炽盛、阴液已伤、血气壅滞不畅之征,多见于外感热病、邪热炽盛的脱证。②淡紫或青紫湿润,属寒,多因阴寒内盛、血脉瘀滞所致。可见于各种阳虚,阴寒内盛的危重病证。③舌见瘀斑、瘀点,多为血瘀之证。临床常多于缺氧、高热、瘀血,如感染性休克、肺源性心脏病、胆囊炎、肝硬化等病。紫舌的形成,目前初步研究认为,主要与缺氧、门静脉及上腔静脉瘀血等因素有关。

总的来说,淡白舌多见于虚证;红绛舌多见于热证;青紫湿润为寒,干燥为热;色鲜明的正气未伤,晦暗的正气已伤;舌润的津液未伤,干燥的津液已伤。

3.望舌形

舌形指舌的形状,包括舌质的荣枯老嫩和形体的异常变化。荣枯老嫩:舌体明润为荣,说明津液充足;舌体干瘪为枯,说明津液已伤;舌质纹理粗糙,形色坚敛焦老为老,属于实证、热证;舌质纹理细腻,形色浮胖娇嫩为嫩,多属虚证、寒证。

舌形的异常变化有以下几种。

(1)胖大舌:舌体较正常胖大,为胖大舌,有胖嫩与肿胀之分。①胖嫩:舌体胖大,舌质纹理细嫩,舌边常有齿痕,多属虚寒证,因为虚寒证多伤阳,阳虚津液不化,饮痰水湿阻滞,故舌胖嫩而色淡。如阳虚水肿,或阳虚停饮,多见此舌。②肿胀:舌体肿胀满口,多属实热证。色深红的,多属心脾热甚,如重舌。色青紫而黯的,多见于中毒。

(2)瘦薄舌:舌体瘦小而薄,称为瘦薄舌,由阴血亏虚,津液大伤,不能充盈舌体所致。如色淡白的,多是气血不足、心脾两虚。色红绛的,多是阴虚火旺、津液耗伤;或由热盛伤阴,津液大伤,往往表明情况严重。这种情况,多见于外感热病,邪热深入的阶段。

(3)裂纹舌:舌面上有各种形状的裂沟,称为裂纹舌。多由于阴液亏损,不能荣润舌面所致。见于外感病的,多为舌色红绛而有裂纹,为热甚伤阴所致。见于内伤杂病的,多为舌色淡白而有裂纹,常是阴血不足,不能上荣舌所致。正常人,亦常有裂纹舌,这是生理现象,无诊断意义。

(4)齿痕:舌体边缘,见牙齿痕迹,甚者如荷叶样,即为齿痕舌。多因舌体胖大而受齿缘压迫所致,故齿痕舌常与胖大舌并见。

(5)芒刺:舌乳头增生肥大,高起如芒,摸之棘手,称为芒刺舌。主邪热过盛,且邪热越重,芒刺越多越大。舌尖有芒刺,多属心火亢盛;舌边有芒刺,多属肝胆火盛;舌中有芒刺,多属肠胃热盛。此外,芒刺舌还须与舌色、舌苔合参。例如:芒刺兼见舌质红绛而干的,多为阳盛伤阴;芒刺兼见黄燥苔或黑苔的,多为邪热盛极之候。

4.望舌态

态指动态,望舌态,即观察舌体运动的变化。正常舌态是舌体柔软,活动自如。病态常见的有如下几种。

(1)强硬:舌体不柔软而强硬,活动不自如,屈伸不利,致使语言謇涩不清,多由于痰浊或瘀血阻络,或热邪炽盛、高热伤津所致。见于外感热病的,多属热入心包,痰浊内阻,或邪热炽盛、高热伤津,常见于温热病的高热之际。见于内伤杂病的,多为中风征兆。常与四肢麻木、半身不遂、口眼㖞斜等症状并见。

(2)痿软:舌体软弱,伸卷无力,转动不便,称为舌痿。多属虚证,气血虚损,阴液亏损,筋脉失养所致。见于久病的,如舌质淡,为气血两虚;舌质绛的,是阴亏已极。见于新病的,舌质多红而干,是热灼阴伤。

(3)颤动:舌体不自主地震颤,多为风象,有虚风、实风之别。蠕为微动,舌色淡,见于高年或久病之后的,是血虚动风;翼翼而动,舌色红紫,见于外感热病的,是热极生风,或肝风内动。

(4)吐弄:舌伸长,吐露口外的为吐舌;舌时时微出口外,立即收回口内,抵口唇上下或口角左右,称为弄舌。吐弄皆属于心脾热甚,以小儿为多见,病情较严重。一般来说,疫毒攻心,正气将绝时,多见吐舌;心脾热甚,津血耗伤,血不荣筋,肝风将动,多见弄舌。实际上,弄舌亦属风象之一。

(5)歪斜:舌体伸出时,舌尖歪向一侧,称为歪斜,多是中风或中风的征兆,临床常见于中风或面神经麻痹。

(6)短缩:舌体短缩不能伸长,称为短缩,多为危重病证的表现。舌淡湿润,或兼青紫的,多属寒凝经脉;舌伴苔腻的,多属湿痰内阻;舌红绛而干的,多是外感热病,热甚伤津的危证。

5.望舌苔

舌苔是舌体表面产生的一层苔状物,形如地面阴湿所生的苔,故名。正常情况下,舌苔是胃气熏蒸所致,所以苔薄白是正常现象。病理性舌苔,是由于胃气夹内热、秽浊之气、痰饮、食积等上蒸的反映,所以观察舌苔的变化,有助于疾病的诊断。正如《形色外诊简摩·舌质舌苔辨》所说:"苔乃胃气之所熏蒸,五脏皆禀气于胃,故可借以诊五脏之寒热虚实也"。一般来说,舌苔的变化,常能反映出病变的部位,疾病的性质以及正邪斗争的情况。古人有"舌质候脏腑气血盛衰,舌苔候病邪盛衰"的说法,就是这个原因。

望舌苔,包括苔质和苔色两方面。

(1)望苔色:舌苔的颜色,一般可分为白苔、黄苔、灰苔、黑苔4种。

白苔:主表证、寒证。白薄而润,多见于外感病初期的表寒证,亦见于正常舌苔。这是因为病犹在表,尚未传里,舌苔不起明显的变化。舌淡苔白,常见于里寒证。薄白而干,多为外感风热表热证的初起。白厚而腻,多见于寒湿。痰饮、停食,如属寒者,亦可见白厚而腻苔。白厚而干,多见于里有湿邪、胃津不足。白如积粉,满布舌上,扪之不燥,是由于外感秽浊之邪、热毒内盛所致,常见于瘟疫,亦可见于内痈。白苔是临床最为常见的一种舌苔,其他颜色的舌苔,常都由白苔转化而成。

黄苔:主里证,热证。黄苔为邪热熏灼所致,故主热证。一般来说,邪热越重,黄色越深。淡黄为微热,深黄为热重,焦黄为热结。薄黄而润,是表邪开始化热入里,津液未伤,或温热病的初起。深黄而干,是里热炽盛,津液已伤。凡里热证,黄苔常与舌红绛并见。厚黄而腻,是里有湿热或食积。苔黄滑润,见于舌淡胖嫩者,为阳虚水湿不化。

灰苔:主里热证,亦见于寒湿证。灰色即浅黑色,常可发展为黑苔,亦即浅者为灰,深者为黑。灰苔可由白苔转化而来,也可与黄苔同时并见。苔灰而润,则多为寒湿内阻,或痰饮内停。苔灰而干,多属热炽津伤,亦可见于阴虚火旺。

黑苔:黑苔多由灰苔或焦黄苔发展而来,常见于疾病的严重阶段。主里证,主内热盛极,又主里阳虚寒盛。主寒、主热之分,在于黑苔的润滑与燥裂。苔黑而燥裂,甚则生芒刺的,多为热极津枯;苔黑而滑润,多属阳虚寒盛。

临床上灰苔与黑苔,须注意与染苔的鉴别。如食乌梅可将苔染黑。

(2)苔质分为厚薄、润燥、腻腐、剥落、有根无根5种。

厚薄:透过薄薄的苔,能隐约见到舌质的,为薄苔;不能见到舌质的,为厚苔。薄苔主表证,多见于表证初起,病邪轻浅,如外感表寒证的薄白苔,表热证的薄黄苔。厚苔主里证,见于外感热病的,为邪已入里,如伤寒的阳明证,温病的气分证,苔黄而厚,甚则黄厚焦干。见于内伤杂病的,是里有积滞、湿痰,如伤食、痰饮病等。由于薄苔皆主表,厚苔主里,所以观察舌苔薄厚的变化,能了解病邪的轻重和病情的进退。舌苔由薄变厚,表示病邪由表入里,由轻变重;由厚变薄,表示邪气得以内消或外退,病情由重变轻。

润燥:舌苔润泽,是津液上承之征,所以观苔的润燥,能测知津液的荣枯。舌苔干燥,望之枯涸,扪之无津,称为燥苔;如粗糙刺手的,又称为糙苔。燥苔和糙苔都是津液亏竭,不能上承所致,两者是欠津的程度不同所致,多见于热盛伤津,或阴液亏耗的病证。如大承气汤的苔焦黄糙裂,但也有因阳气虚不能化津上润而苔反燥的,如消渴证、五苓散证,但苔干而不黄,多为白干苔。苔面有过多水分,扪之滑利而湿,称为滑苔,水分更多的叫水滑苔。多是水湿内停之征,如饮停胃脘,可见水滑苔。在病变过程中,舌苔的燥润,可以互相转化,如由燥苔转润,是热盛伤津、病势渐退、津液渐复之征;如由润转燥,则为热势加重、津液已伤,或邪从热化。

腻腐:苔质致密,颗粒细腻,擦之难去的叫腻苔,是湿浊上蒸,阳气被阴邪所抑所致,故多见于湿浊、痰饮、食积等证。黄腻者属热,白腻者属寒,如湿热则见黄腻,寒湿则见白腻苔。苔如腐渣,颗粒较大,枯软而厚,如豆腐渣堆铺舌面,刮之易脱的,叫腐苔,是胃中腐浊之气,随胃气上蒸所致。常见于食积、痰浊等病。

剥落:舌苔块状脱落,脱落处光滑无苔,边缘清楚,称为"花剥苔"。多见于虚证,多属胃的气、阴不足所致。如为腻苔花剥的,则为痰湿未化,正气已伤的现象。舌苔全部剥落,不再复生,以致舌面光滑如镜,叫"镜面舌",是胃阴枯竭、胃气大伤的表现。

有根无根:有根苔,舌苔坚敛而着实,紧贴舌面,刮之不去,舌与苔如同一体,苔象从舌里长出来的,又叫"真苔"。多为实证热证,表示有胃气。无根苔,舌苔不着实,似浮涂在舌上,刮之即去,不像从舌上生出来的,又叫"假苔",多见于虚证、寒证,表示胃气已虚。察舌苔之有根无根,对辨邪正虚实和胃气的有无,有重要的意义。

总之,观察舌苔的厚薄,可知邪气的浅深;舌苔的润燥,反映津液的存亡;舌苔的腐腻,可知脾胃的湿浊;舌苔的剥脱,可知胃气阴的虚实;舌苔有根无根,可辨邪正虚实。

四、望排泄物

排泄物主要包括痰饮、呕吐物、大小便。望排泄物主要是观察它们的颜色、形状及质的变化。一般来说,凡排泄物清而稀白的多为寒证、虚证;凡黄浊稠黏的多为热证、实证。

(一)望痰饮

咳吐浊稠的为痰,清稀的为饮,临床上多痰饮并称。白而清稀的为寒痰,黄而稠黏的为热痰,质清多水泡的为风痰,白滑易咳出且量多的为湿痰,痰少而黏不易咳出的为燥痰。咳吐带血、呈米粥状,其味腥臭的为脓血痰,见于肺痈;咳唾涎沫,口张气短的,多是肺痿。

(二)望呕吐物

呕吐物清澈无臭味,喜热饮的为寒呕(胃寒证);呕吐物稠浊有食酸臭味,喜冷饮的,属热呕(胃热证);呕吐痰涎,口干不欲饮的,多属痰饮;呕吐未消化食物,有酸腐味的为宿食(伤食证);朝食暮吐,暮食朝吐,无臭味的,为反胃;吐物有脓血有腥臭味的,多是内痈。

(三)望大便

大便燥结而秽臭的多属实热证;大便稀溏,甚则完谷不化的,多属虚寒证;大便色黄如糜状而恶臭的,是肠中有热;大便有不消化食物残渣,呈酸腐臭味的,为伤食证;大便有脓血又见里急后重的、为痢疾或慢性非特异性结肠炎,无里急后重的为肠痈;大便色黑如柏油的,多是瘀血证,先便后血且血色黑褐的是远血(直肠息肉),先血后便的且血色鲜红的是近血(痔疮、肛裂)。

(四)望小便

清长无腥臭味属寒证,短赤而腥臭属热证;尿血属热在下焦(尿频、短涩、淋沥刺痛),尿如膏状的为膏淋(肾虚、湿热、气化不利,不能制约膀胱);尿有砂石的为石淋(湿热煎灼尿液,日积月累,尿中杂质结而成石)。

五、望小儿指纹

指纹是指浮露于食指内侧而可见的络脉,因其也是手太阴肺经的分支,故望小儿指纹与成人诊寸口脉有相似原理和临床意义。由于小儿寸口脉短小,三部九候不易分辨,而指纹却比较清晰。同时小儿切脉不易合作,望指纹较方便,故幼儿采用望指纹法。望指纹适用于 3 岁以下的婴幼儿,较大则指纹不显。

小儿指纹分风、气、命三关:即食指第一节部位为风关,第二节为气关,第三节为命关。望指纹主要是观察颜色、形态(包括指纹粗细、所在部位及纹络方面)的变化。

望指纹的方法:抱小儿向光,医师用手握小儿食指,以右手大指用力适中从命关向气关、风关直推数次,指纹愈推愈明显,便于观察。

第二节 闻 诊

闻诊包括闻声音和嗅气味两个方面。闻声音是听患者的语言、呼吸、咳嗽、呕吐、呃逆等声音的变化。嗅气味是嗅患者口气、排泄物的气味变化,这都是运用医师的听觉和嗅觉来诊断疾病的方法。

一、闻声音

(一)语言

患者多言语,声高有力的,多属实热;少言语,声音低微或断续不继的,多属虚寒。这是因为实热病阳盛气实,虚寒病阳衰气虚的缘故。例如:咳喘病的声高息涌,气虚证的低微懒语。此外,如神志不清,语无伦次,声高有力的叫"谵语",因其常与神昏同见,故又称"神昏谵语",属实证,多见于外感热病热入心包。精神衰疲,语言重复,不相接续(唠唠叨叨)的叫"郑声",属虚证,为神气大伤,心气内损。

自言自语,喃喃不休,见人便停止的,叫"独语"。这是心气不足,病情危重。慢性病后期,常见此情况,并常伴有幻觉,如遇已故人等,故有"独语如见鬼状"的说法。声哑失音,见于新病的,多属外感、肺气不宣;见于久病的,多是肺肾阴虚;小儿阵发尖声惊叫,表情惊恐的,多是惊风;睡中啮齿为胃肠有积滞或寄生虫。

(二)呼吸

呼吸气粗的,属热属实,常见于外感热病;呼吸气微的,属虚证,常见于内伤久病。呼吸困难,张口抬肩,不能平卧的是喘证;呼吸急促,喉中痰鸣如水鸡声的是哮证。呼吸短促不能接续的,叫"短气",见于虚证的为宗气不足所致;见于实证的为胸中阻隔,气道不利。呼吸微弱无力,不足以息的叫"少气",为气虚证,同上短气属虚的概念。

(三)咳嗽

咳声重浊的是实证,如感冒咳嗽及痰浊阻肺;咳声无力,声低气怯的是虚证,常见于久病肺虚。咳嗽阵作,咳时气急,连声不促,终止时作鸡鸣样语言的,是顿咳;咳如犬吠声的,多是白喉。

(四)呕吐

有声有物叫"呕",有物无声叫"吐",有声无物叫"干呕"。凡吐势徐缓,声音低微无力,多属虚寒;如吐势较猛,声音响亮有力的,多为实热。

(五)呃逆

气逆上冲咽喉,发出一种不自主冲击声,其声呃呃,连续不断,故称"呃逆",又称"哕",俗称"打嗝"。一般呃逆,多为一时性的胃气上冲,或咽物匆促,或食时风寒入胃所致,不治自愈。若呃声不断,声高而短,响亮有力,多属胃实热证;若呃声低而长,微弱无力的,多属胃虚寒;若见于久病之后,呃声低微,不能上冲咽喉而出,半日始呃一声的,是胃气衰微的危证。

总的来说,凡患者语言、呼吸、咳嗽、呕吐、呃逆等声音重浊,响亮,调高,气粗,有力的都属实证;凡声音较清,细弱,调低,气微,无力的多属虚证。

二、嗅气味

(一)口气

口有臭气,多属消化不良,或有龋齿;口出酸臭气的,是胃有滞食;口出臭秽气的,是胃火炽盛,或肝胆实热,如慢性胆囊炎;口出腐臭气的,多是牙疳(坏死性牙龈炎)或内痈。

(二)痰涕

咳吐脓痰或夹血,有腥臭味的,是肺痈。鼻出臭气,流浊涕经常不止的,是鼻渊(副鼻窦炎)。

(三)大小便

大便臭秽为热,清稀无臭气的是寒;小便腥臭,多为湿热下注。矢气奇臭的,多是消化不良,夜食停滞。

(四)带下

色黄而臭的,是湿热;色清而稀,无臭味的,是寒湿或肾虚。

第三节　问　　诊

问诊是医师对患者或其陪诊者进行有目的询问病情的一种诊断方法。有关起病过程、治疗经过、平素体质以及既往病史、家族史,特别是现在患者的自觉症状等,只有通过问诊才能了解,所以问诊是诊断疾病的重要环节。

问诊首先要抓主诉,因为主诉一般都是患者自觉痛苦的主要症状。然后围绕主诉,按辨证要求,有目的地询问,做到问诊与辨证结合起来。例如:主诉是头痛,如起病突然,持续性疼痛,伴见恶寒、发热、咳嗽、鼻塞的,是外感风寒表证的头痛;如果是头痛日久,绵绵不休,时轻时重,伴见心悸、不眠、面白、舌淡的,是内伤病的血虚头痛。

问诊既要抓住重点,也要了解一般。没有重点,就抓不住主要矛盾,则会主次不分;如果不做一般了解,又容易遗漏病情。

问诊的内容,除了年龄、性别、籍贯、婚姻、职业、住址等一般情况外,症状是辨证的主要依据,故将症状的主要询问内容,简介于下。

一、问寒热

寒热即恶寒发热,是较为常见的症状。

患者感觉怕冷,加衣被或近火取暖仍觉寒冷的,称为恶寒。如怕冷,甚至手足发凉,加衣被或近火取暖而有所缓解的,称为畏寒。患者发病时间有规律的,一日一次的,称为潮热。如胸中烦热,并见于手足心热,称为五心烦热;如自觉骨蒸发热,而肌肤不热的,称为骨蒸劳热。

疾病的恶寒发热,有同时并见的,有单独出现的;其寒热,也有不同的特点,以及不同的兼证等。问清这些情况,有助于辨别各种不同的证候,现将常见的寒热证分述于下。

(一)恶寒发热同时并见

新病初起,恶寒与发热同时并见,多见于外感表证,故有"有一分恶寒,便有一分表证"的说法。由于外感表证有属于风寒与风热的不同,因而其恶寒发热的轻重及其兼证也不相同。

(1)恶寒重发热轻,这是风寒表证的特征。因为寒邪束于表,卫阳被伤,故恶寒重;卫阳被寒邪郁闭,不得宣泄,故无汗而发热;寒性收引凝滞,经脉凝滞不通,故除伴见无汗外,还伴见头身疼痛而脉浮紧等症状。

(2)发热重而恶寒轻,这是风热表证的特征。因为风热为阳邪,阳邪在表故发热重。病属表证,故微恶寒。阳主疏泄,腠理开泄,卫外不固,所以汗出,汗出则腠理疏,故微恶风。因其为风热阳邪,而又汗出,故常伴见口渴、脉浮数等症。

(3)表证发热恶寒的轻重,不仅与病邪的性质有关,而且与正气的盛衰也有关系。如邪轻正衰症状为恶寒发热常较轻;邪正俱盛症状为恶寒发热多较重;邪盛正衰症状为恶寒重而发热轻。

(二)但寒不热

临床常见有两种情况。一是畏寒肢冷,蜷卧,喜着衣被,面色苍白,是阳虚里寒证。因阳虚不能温煦所致,亦即"阳虚则寒"。二是寒邪直中脏腑,阳气被伤,也可见畏寒,或病变部位冷痛,亦即"阴盛则寒"。如寒邪直中胃肠的畏冷,脘腹冷痛,肠鸣腹泻。

(三)但热不寒

发热不恶寒而但恶热,临床常见的有下列几种。

1.壮热

特点为发热,不恶寒而反恶热,肌肤灼热。伴见口渴、多汗、苔黄脉数。本证多由风寒表证,或风热表证入里化热而成;亦有直接发生的,即风热之邪直中于里而形成的。如伤寒的阳明经证,温热病的气分证。原因是邪热入里,正盛邪实,里热炽盛,阳热内蒸,即"阳盛则热"。

2.潮热

发热如潮有定时,一般多在下午。临床常见有 3 种情况。

(1)阴虚潮热:午后或入夜低热,一般不超过 38 ℃,因下午阴气升,阴虚不能制阳,故热多见于午后。特点为五心烦热,甚至有热自深层向外蒸发的感觉,故又称为"骨蒸潮热"。常伴见盗汗、颧红,口咽干燥不欲饮,舌红脉细数等症状。如肺结核、慢性胆囊炎等病。原因:阴虚生内热。

(2)湿温潮热:身热不扬,午后热甚,多伴见胸闷呕恶,头身困重,大便溏薄,苔腻等症状,常见于温热病的中焦湿热证。原因:湿遏热伏于中焦脾胃,湿性腻滞,热难透达。

(3)阳明潮热:日晡时热甚,故又称"日晡潮热",伴见腹满拒按,大便燥结,手足汗出,舌苔黄燥,甚则生芒刺等症状,见于阳明腑实证。原因:邪热结于阳明胃肠,日晡为阳明气旺时,故热甚。

3.长期低热

发热日期较长,而热度仅较正常体温较高,一般不超过 38 ℃。亦有患者自觉发热,而体温并不高的。长期低热的病机很复杂,这里仅介绍"气虚发热"。气虚发热,热势缓慢伴有汗出,有时有轻微的恶寒感觉。劳倦则甚,并伴见面色㿠白,食少乏力,短气懒言,舌淡脉虚等症。原因:①气虚及血,血虚而热;②气虚,阳气外浮。

4.寒热往来

恶寒与发热交替而作,即恶寒时不发热,发热时不恶寒。多属邪在少阳。

(1)少阳证:邪在半表半里,冷一阵,热一阵,频繁发作,伴见胸胁苦满、口苦、咽干、目眩、不欲饮食等症。原因:邪气既不在表,又不在里,正邪交争,两不相下。

(2)痢疾:寒战与壮热交替,发有定时,一日一次或二三日一次。原因:疟邪伏藏于半表半里之间,入与阴争则寒,出与阳争则热,故其病先寒后热,休作有时。并伴有头痛、汗出热退,持续反复,经久不愈。

二、问汗

出汗的机制可见于"阳加于阴谓之汗""腠理发泄,汗出溱溱,是谓津"。出汗还关系到汗孔的启闭,汗孔是卫气所司,所以卫气郁而外泄,可出汗;卫气不能固表,腠理不密,可出汗。因此,导致出汗的原因很多,如阳盛、气虚、阴虚等都能出汗,因而出汗可见于各种病证。

(一)表证辨汗

表证无汗多属外感风寒的表实证。如伤寒表实证,因寒主收敛,使腠理致密,汗孔闭塞所致。表证有汗多属外感风邪的表虚证。如太阳中风,外感风寒以及卫气虚而复感外邪的表证。因风性开泄,热性升散,风热在表,腠理疏松而汗出。

(二)自汗

经常汗出,活动后更甚。若与身疲、气短、乏力等并见的为"气虚自汗";若再见形寒怕冷的,为"阳虚自汗"。这是因为气虚卫外不固所致,因动则生阳,故活动后则更甚。临床还须辨五脏,如肺气虚、心气虚、脾气虚等都可见气虚自汗;脾阳虚,心阳虚,肾阳虚,也都可见阳虚自汗。

(三)盗汗

入睡汗出,醒则汗止,叫"盗汗",多属阴虚,故又称阴虚盗汗。这是因为阴虚则阳亢,阳热亢盛,蒸发阴津而为汗。其所以入睡汗出,是因为入睡后,阳不入阴所致,故常与潮热、骨蒸、五心烦热、失眠、颧红、口咽干燥等症并见。临床上肺阴虚、肾阴虚、心阴虚等均可见到。

(四)大汗

汗出量多,如淋如雨,其病有实热、里虚的不同。汗出蒸蒸,并见高热不退,烦渴饮冷,脉洪大等症,是阳热内盛,迫汗外泄的实热证,如阳明经证、气分证等。大汗淋漓,伴有呼吸喘促、神疲气弱、四肢厥冷、脉微欲绝等症,则为阳气外亡、津随阳泄的亡阳证。这种汗称为"绝汗",又叫"脱汗"。此外,还有亡阴证的大汗。

(五)战汗

先见全身战栗而后汗出的,叫作"战汗",是温热病邪正斗争病情发展过程中的转折点。如汗出热退,脉静身凉,是邪去正安的转好现象;如汗出而烦躁不安,脉来疾急,为邪胜正危的危候。

(六)头汗

头汗出有虚实的不同。

(1)见于实证的:①上焦邪热熏蒸,伴见烦渴、苔黄、脉浮数等症。②中焦湿热郁蒸,伴见身重倦怠,小便不利,苔黄腻等症。

（2）见于虚证的：①见于大病之后,或老年人气喘的头额汗出,则多为气虚不摄所致。②重病末期,突然额汗大出,则是虚阳上越,阴虚不能附阳,阴津随气而脱的危象。

（七）半身汗

半侧身体出汗,或左,或右,或上,或下。其原因有二：一为风痰或风湿阻滞经脉,致使经脉中气血运行不周;二是营卫不周,气血不和所致。

半身汗出,常为中风、偏瘫的预兆。正如《素问·生气通天论》说:"汗出偏沮,使人偏枯"。

（八）手足心汗

手足心为手厥阴、足少阴两阴经所过之处。如手足心汗出过多,则为阴经郁热熏蒸所致。

三、问痛

疼痛发生的原因,总的来说是经络闭阻,气血不通,不通则痛。引起经络闭阻的原因很多,如感受寒邪,或气滞血瘀,或痰浊凝滞,或虫积食积等。因虚也可以致痛,如气血不足,脏腑经脉失养,以致经脉拘急而痛。痛是临床常见的症状之一,可发生于各种部位。由于疼痛的原因不同,其疼痛的性质也不一样。

（一）疼痛的部位

1.头痛

头痛可分外感头痛和内伤头痛两大类,前者见于外感病,后者见于内伤病。

见于外感病的特点:起病突然,不同于内伤头痛的起病缓慢;疼痛持续不休,不同于内伤头痛的时痛时止。外感头痛又有风寒头痛、风热头痛和风湿头痛之分。①头项强痛,上连头项,伴见无汗、恶风寒,或有发热、脉紧的为风寒头痛。这是因为太阳主一身之表,太阳经气所过,寒侵犯太阳经,太阳经气闭阻的缘故。②头痛而胀,伴见发热、有汗、脉浮数为风热头痛。这是因为风热之邪上壅,热则血妄行,气血上壅于头的缘故。③头痛沉重如裹,伴见周身骨节酸重,苔腻脉濡的为风湿头痛。因为湿邪闭阻清阳,而湿性重浊黏滞的缘故。

见于内伤病的特点:起病缓慢,时痛时止,可分为肝阳头痛,痰湿头痛,血虚头痛,气虚头痛等。①肝阳头痛,头晕而眩,伴有耳鸣、目眩等症状。这是肝阳上亢,气血上冲所致。②痰浊头痛,痛而昏晕,有沉重感,伴见胸闷、苔腻、脉滑等

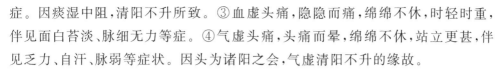

症。因痰湿中阻,清阳不升所致。③血虚头痛,隐隐而痛,绵绵不休,时轻时重,伴见面白苔淡、脉细无力等症。④气虚头痛,头痛而晕,绵绵不休,站立更甚,伴见乏力、自汗、脉弱等症状。因头为诸阳之会,气虚清阳不升的缘故。

2.胸痛

胸闷痛而痞满多为痰饮;胸胀痛而走串,嗳气痛减为气滞;胸痛而咳吐脓血为肺痈;胸痛喘促而伴有发热,咳吐铁锈色痰为肺热;胸痛、潮热、盗汗、痰中带血为肺痨;胸痛彻背,背痛彻胸为胸痹;胸前憋闷,痛如针刺刀绞,甚则面色灰滞、出冷汗为真心痛。

3.胁痛

胁肋胀痛,固定不移动,按之痛甚,呼吸咳嗽时加剧的,是饮停于里的悬饮证(渗出性胸膜炎)。胁肋胀痛,性急易怒,精神抑郁加剧的,是肝郁气滞。胁痛如刺,固定不移,舌质紫黯的,是瘀血内阻。

4.脘痛

疼痛隐隐,喜热恶寒,脉多沉迟的,是胃寒疼痛;反之,喜温恶热,口渴尿赤,苔黄脉数的,是胃热疼痛。

胃脘疼痛,按之痛减,或得食痛减并见倦怠少气的,是胃虚疼痛。胃脘痛如针刺,痛处不移,或有积块可扪,是血瘀疼痛。胃脘胀满而痛,嗳腐恶食的,是食积疼痛。

5.腹痛

痛在脐周围,喜温喜按,四肢发凉,大便溏泄的,是脾胃虚寒疼痛。痛胀拒按,大便秘结的,是腑实证疼痛。痛而胀,无定处,时减而复如故,揉按矢气则舒的,是气滞腹痛。痛处不移,痛如针刺;或有积块,按之痛甚,舌见瘀斑的,为血瘀腹痛。绕脐而痛,乍痛乍止,按之或有条索感,面部有虫斑,唇内有小碎点,大便有时带虫,或喜食泥、破布等异物的,是虫积腹痛。

6.腰痛

痛在腰脊,痛处发凉喜暖,遇气候变化加剧的,是寒湿疼痛;腰脊疼痛,绵绵不休,腿足酸软,不耐久立的,多属肾虚腰痛;腰痛在一侧,痛处不移,按之痛甚,转侧不利的,多是挫伤、瘀血疼痛。

7.四肢痛

四肢疼痛包括关节、肌肉、经络,常见的有两种情况。一是风寒湿邪的侵袭,阻碍气血的运行,其痛多与气候变化有关;二是气血虚,不能达于四肢,或水谷精气不能达于四肢的疼痛,其痛多伴有气血虚的表现。

8.足跟疼痛

足跟疼痛,甚则连及腰脊的,多属肾虚。

(二)疼痛的性质

由于引起疼痛的病因,病机不同,故疼痛的特点也不一样。

1.胀痛

胀而且痛的多是气滞。如胃脘胀痛——中焦寒凝气滞;胸胁胀痛——肝郁气滞;头部胀痛——肝阳上亢,或肝火上炎——气血壅滞。

2.重痛

重痛多属湿邪困遏气血。如四肢困重,或周身酸重疼痛的多属湿邪,如风湿在表,中焦湿热。头裹痛的,可见于表湿证、中焦痰湿证。

3.刺痛

刺痛是瘀血疼痛的特点之一。

4.绞痛

痛如绞割,多因有形实邪闭阻气机而成。如心血瘀阻的真心痛,蛔虫上窜的脘腹痛,石淋引起的小腹痛等。

5.灼痛

痛有灼热感而喜凉的为灼痛,多由火邪所致。如痈疡未溃的红肿热痛。

6.冷痛

痛有冷感而喜热恶凉的为冷痛,多因寒邪阻络或阳气不足所致。如寒冷饮食伤脾胃之阳的脘腹冷痛,风寒痹证的关节冷痛等。

7.隐痛

疼痛并不剧烈,但绵绵不休,持续时间较长,一般多是气血不足,气血不荣所致。如血虚头痛、气虚头痛等。

8.掣痛

抽掣或牵引而痛为掣痛,多由筋脉失养或阻滞不通,经络拘急牵引所致。临床常见的有两种情况:一是肝主筋,故掣痛与肝病有关;二是寒客经络,经络牵引拘急。

四、问睡眠

睡眠多与"阳不入阴"及"心主神明"有关,《灵枢·口问》说:"阳气尽,阴气盛,则目瞑;阴气尽而阳气盛,则寤矣"。

张景岳云:"盖寐本于阴,神其主也。神安则寐,神不安则不寐"。睡眠的异常,主要有失眠和嗜睡两种。

(一)失眠

失眠又称"不寐"或"不得眠",其表现有:①不易入睡;②睡而易醒不能再睡;③时时惊醒,睡不安稳,甚则彻夜不眠。其致病原因,常见的有两个方面:一是阴血不足,阳热亢盛,以致阳不入阴,心神不舍,难以入寐。如心肾阴虚,心火炽盛,心烦不寐,见于心肾不交证。心脾两虚,血不养心,心神不藏而不寐,多伴见心悸、易惊、多梦等症状,见于心血虚证。二是由于痰火,食积干扰所致。如胆热痰扰的失眠,多伴见口苦、苔黄腻、易怒等症状。胃有夜食,所谓"胃不和则卧不安"。

(二)嗜睡

嗜睡见于阳虚的,神疲欲寐,闭眼即睡,呼之即醒,或朦胧迷糊,似睡未睡,似醒未醒。如少阴心肾阳虚的"但欲寐"。嗜睡见于痰湿困遏清阳的,则头目昏沉嗜睡,食少,苔腻,脉滑。见于急性热病的邪入心包,多与神昏谵语并见。

五、问饮食口味

(一)口渴与饮水

口渴与否,反映人体津液的盛衰与输布的情况。在病变过程中,口不渴者,是津液未伤;口渴者为津液已伤,或因别种原因津液不能上承,无法濡润口腔所致。如口渴多饮,为热邪伤津;若饮冷的,为热邪炽盛,多见于阳明证或气分证。

口渴喜热饮,饮并不多,多为热邪夹湿,湿遏热郁所致。口渴欲饮,饮后不适或饮入则吐,小便不利的,多为痰饮内停、阳不化水、水津不能上承所致。

急性热病,口渴而不多饮,伴有午后热甚,烦躁谵语,舌红绛脉细数的,为邪热入于营血的营分证、血分证。口渴咽干,漱水而不欲咽,脉涩,舌有瘀斑的,多为瘀血内阻、津液不化所致。大渴引饮,饮一溲一的,为消渴。

(二)食欲与食量

胃主纳,脾主运,脾胃的病变,最易反映于饮食的异常,故问患者饮食的异常,对诊断脾胃的病变有重要的意义。食欲减退或不欲食,叫"胃纳呆滞",是脾胃功能失常的表现。但有虚实证之分。见于虚证的,多见于久病,并伴有面色萎黄、形瘦、倦怠等症,这是因为脾胃气虚,运化功能衰减,水精不足所致。见于实证的湿困脾土,脾气不运,故伴见胸闷、腹胀、肢体困重、舌苔厚腻等症。

厌恶食物,或恶闻食臭,叫"厌食",亦称"恶食",多因伤食所致。故伴见脘腹胀痛、嗳腐酸臭、苔腻脉滑等症,这是因为食滞于内,胃气不降,脾气不升,故脘腹作胀;食腐上逆则嗳腐酸臭。

临床上还有两种厌食值得注意,一是妊娠,亦见厌食,但有恶心呕吐,且多见于早晨,同时伴有喜酸、月经停止、脉滑等症状。这是因为冲脉之气上逆,胃失和降所致。二是厌油腻厚味,伴见右胁胀痛的,多为肝胆湿热(肝炎)。这是因为木气郁而不舒,影响脾胃升降失常(木克土)所致。

1.消谷善饥

食欲过于旺盛,食后不久即饥者,叫"消谷善饥"。多见于胃阳过亢,胃火炽盛,因腐熟太过所致。

2.饥不欲食

饥而不欲食,或进食亦不多,叫"饥不欲食"。多因胃阴不足,虚火上扰所致,伴见口干舌红苔少,理同阴虚火旺的咽干不欲饮。

3.易饥多食

易饥多食,常见于两种病证:①伴见大便溏泄,消化不好,这是胃强脾弱。②伴见小便多,形体消瘦的,是消渴病的中消证。

在疾病发展过程中,特别是内伤杂病,食量的增减对疾病预后的推断有一定的意义。如疾病发展过程中,原来食欲缺乏,食量不多,但逐渐增加的,这是好现象,是胃气渐复的表现。原来食欲受影响不大,但食量逐渐减少,这是坏现象,是脾胃功能逐渐衰败的表现。

若久病本不能食,但突然暴食的,是脾胃之气将绝的征象,称为"除中",也是"回光返照"的表现之一。

(三)口味

口苦多见于热证,特别是肝胆实热,这是胆热胆气上逆所致。口甜而腻多属脾胃湿热;口中泛酸多为肝火犯胃;口中酸馊多为食积内停;口中味淡常见于脾虚不运。

六、问二便

(一)大便

1.大便干燥坚硬

大便排出困难,甚则闭结不通,可见于以下几种情况。

(1)实热证:邪热与燥屎互结,大便秘结不通。肠中有燥屎,故腹痛而拒按;邪热熏蒸,故身热不寒冷而反恶热;热盛伤阴,津液耗竭,故小便短少;肠胃结热,故苔黄腻而干,甚则燥裂。

(2)津亏血燥:津亏血燥,致使粪便干燥难下。临床常见于产后及素体津亏,或热病后期。

(3)阳虚寒凝:常见于素体阳虚及老年人。由于命门火衰,下焦阳虚,大肠传导失职,粪便不能下行,故必伴见形寒肢冷、面色㿠白等症。

(4)气闭:肠中气不下降,壅滞闭结,致使大便不能下行,因见便时黏滞不爽,或数天一行。由于气滞,故见脘腹满闷,矢气则快;气逆而上行,则见嗳气频频,胁肋胀,或气逆喘咳。

2.大便稀软不成形

大便稀软不成形可见于以下几种情况。

(1)溏泄或泄泻,便次增多,便稀不成形,甚则是水样。常见于脾失健运,小肠不能分别清浊,水走肠间所致。

(2)先干后溏,多属脾胃虚弱。

(3)时干时稀:多是肝郁脾虚,肝脾不和,肝郁则气滞,大便壅于肠则干;脾虚则不运,水如肠间则稀。

(4)水粪夹杂,下利清谷,五更泄泻,多为脾肾阳虚。

(5)泻下黄糜,热臭:多属大肠湿热。

(6)大便夹有不消化食物:如泻下清谷——脾阳不足,饮食不化;泻下酸腐臭秽——伤食积滞。

3.其他现象

(1)排便时,肛门有灼热感——热迫直肠。

(2)大便滑脱不禁,肛门有下坠感,甚则脱肛——脾虚下陷。

(3)里急后重——痢疾。

(4)便色黑如柏油,便利——瘀血。

(5)腹痛则泻:泻后痛减的——伤食;泻后痛不减的——肝郁脾虚。

(二)小便

尿量过多,其病在肾,多是虚寒,肾阳不化,水液不能化气上升之故,亦见于消渴证。尿量短少,既可见于津液不足、小便无源,亦可见于气化不利。

见于津液不足的,常因热甚伤津,或大汗、大吐、大泻、损伤津液,化源不足所致。见于气化不利的,常因肺、脾、肾功能失常,气化不利,水液代谢障碍,水湿内停所致。其临床表现见以下几个方面。

(1)小便癃闭:点滴而出为癃,闭而不通为闭,一般统称"癃闭",有虚实之分。

见于实证的,常因湿热下注,或瘀血,结而阻塞。见于虚证的,常因肾阳不足,不能气化,水液代谢障碍,不能下渗膀胱,故下见无尿而上见浮肿。

(2)小便次数减少,除属津液亏耗、化源不足外,还常见于气化不利、水湿内停。

(3)小便频数:次数增多的为频数。频数短赤而急迫的,多属下焦湿热;频数量多而色清的,多属下焦虚寒、肾气不固、膀胱失约。尿后余沥不尽,多属肾气不固,常见于老年人。尿失禁,见于成人的,多属脾胃气虚。脾气下陷,肾气不能固摄所致。睡中不自主的排尿,为"遗尿",多属肾气不足之证。

(4)小便尿道疼痛:如有急迫、艰涩、灼热等感觉的,多属湿热下注的淋证。

七、问经带

(一)月经

1.经期

(1)先期:经期提前八九天以上的。①热迫血妄行,多见于阴虚火旺。②气虚不能摄血,血行无制,多见于脾气虚证。③肝气郁结,气郁化火,或迫血行。

(2)后期:错后八九天。①寒凝气滞,血行不畅。②血少,任脉不能按时充盈;③肝郁气滞,气不导血行。④痰湿内阻,气滞血瘀。

(3)无定期:或前或后,经期错乱。多因肝气郁滞,或因脾肾虚损,或瘀血积滞。

2.经量

(1)月经量多:多因血热,冲任受损,或气虚不能摄血。

(2)月经过少:多因血虚生化不足,或因寒凝、血瘀、痰湿阻滞等。

(3)停经:停经3个月以上,而未妊娠者为停经,又称"闭经"。因生化不足,气虚血少者属虚证;血瘀不通,或血寒凝滞所致者,属实证。

3.色质

色淡红质稀,血少不荣,属虚证;色深红质稠,属血热内炽,属实证。色紫黯有块,乃寒凝血滞,或为瘀血。

4.问行经腹痛

(1)痛经:行经前或经期间,腰腹作痛,甚则不能忍受,经后即止,多属寒凝或气滞,或瘀血。

(2)小腹胀痛:多属气滞血瘀。

(3)小腹冷痛:遇暖则缓者,多属寒凝。

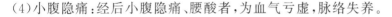

(4)小腹隐痛:经后小腹隐痛、腰酸者,为血气亏虚,脉络失养。

(二)问带下

带下有白带、赤带、赤白带、黄带之别。带下色白者,为白带。带下淡红,似血非血者,为赤带。白带中混有血液,赤白分明者,为赤白带。带色淡黄者,为黄带。其临床表现为以下几个方面。

(1)带下量多色白,清稀如涕,多属脾虚湿邪下注。

(2)带下色黄,黏稠臭秽,或伴有外阴瘙痒,多属湿热下注。

(3)带下色赤,淋漓不断,微有臭味,多属肝经郁热。

(4)带下晦暗,质稀薄而多,腰腹酸冷,多属肾虚。

八、问小儿

问小儿比较困难,有的小儿叙述不清,有的不能自述,所以大部分依靠询问家长。问诊时除注意常见病一般内容外,还要注意出生以前(包括孕育和产育期)的情况,曾否出麻疹、学语、学行迟早,已否断乳,有无受过惊恐,以及父母兄妹的健康情况等。

临床问现在的症状,决不能拘于上述项目和顺序,而应根据实际需要,进行选择、补充和灵活掌握。

第四节 切 诊

切脉又叫"诊脉"或"脉诊",文献上也有称作"候脉""持脉"。切脉是医者运用指端触觉,切按患者的动脉,探查脉象,以了解病情的一种方法。

切脉诊病的方法,几千年来经过历代医者的不断研究,并从临床实践中积累了极其丰富的经验,形成了比较系统的理论,指导了临床实践。

早在两千多年前的《黄帝内经》一书中,就有了切脉的记载。《黄帝内经》中除了指出"寸口"部诊脉外,还详载了遍诊头、手、足三部九候的诊法,后人称这种方法,叫"遍诊法"。汉代张仲景著的《伤寒杂病论》在《黄帝内经》脉法的基础上,提出了人迎(颈外动脉)、寸口(桡动脉)、趺阳(足背动脉)的三部诊法,施用于辨证论治,作为辨证的重要依据之一。《难经》本《黄帝内经》的"寸口诊法",进行了发挥,提出了"独取寸口法"。到了晋代,王叔和在前人的基础上,结合了自己的临床经验,又进行了整理和充实,编著了中医第一部脉学专书《脉经》。《脉经》的问世,对中医的诊断学,做出了卓越的贡献,成为后世学者必读之书。

必须指出,切脉虽然对诊断疾病有着重要的意义,但由于病理变化的复杂性,各种因素的影响以及人手指感觉的片面性,因此,切脉只能作为辨证时的重要参考,还必须"四诊合参",免致延误病情。那种以一诊代四诊,或单凭切脉一项来诊断疾病的作风,是过分扩大了切脉的作用。

诊脉目前还停留在用手指触觉来区别脉象,这对初学者来说,确实不易掌握。因此,学习诊脉,除了熟悉脉诊的理论、方法外,主要通过反复的临床实践,才能逐渐掌握,更重要的还在于今后运用新的科学成就来进行整理研究,将中医学的脉学提高到一个新的、现代化的水平。

一、切脉为什么能诊病

脉是血行的隧道,气附于血,所以诊脉是候五脏六腑之血气。正如李时珍所说:"两手六部皆肺经之脉,特取此以候五脏六腑之气耳,非五脏六腑所居之处也"。

(一)肺朝百脉

《难经·一难》:"十二经皆有动脉,独取寸口,以决五藏六腑死生吉凶之法,何谓也?然:寸口者,脉之大会,手太阴之动脉也"。指出寸口乃手太阴肺经的动脉,"朝百脉",而五脏六腑之气血,皆会于肺。

(二)脾胃为各脏腑气血之源

《素问·五脏别论》:"气口何以独为五脏主?""胃者,水谷之海,六府之大源也。五味入口,藏于胃,以养五脏气,气口亦太阴也。是以五脏六腑之气味,皆出于胃,变见于气口。"指出太阴脾经与肺经相通,而手太阴肺经起于中焦脾胃,脾胃为各脏腑气血之源。

(三)肺经为十二经之终始

十二经脉气血的循环流注,起于手太阴肺经。因此,全身脏腑经脉气血的情况,都可以通过手太阴肺经,从寸口脉上反映出来。

二、切脉的部位和方法

虽有遍诊法、三部诊法和寸口诊法,但由于寸口的动脉部位比较明显,切诊方便,故后世皆采用独取寸口的方法。

寸口划分三部,即寸、关、尺。以掌后内侧高骨(桡骨茎突)的部位为"关",关前(远侧)为"寸",关后(近侧)为"尺"。从关至尺长一寸,从关至寸长九分,共长一寸九分。因为此处是脏腑经脉之气的聚会处,故又名"气口"。

切脉时,让患者取坐位或仰卧位,要求手臂与其心脏近于同一水平,手掌向上,前臂平放,以使血流通畅。诊脉时,先用中指按在高骨(桡骨茎突)定关部,叫作"中指定关"。然后食指和无名指轻轻放,食指即寸部,无名指即尺部,三指的疏密,随患者的身体高矮,手臂长短而适当地调整。然后用三指的指腹接触脉体,细心寻按。

寻按时,须运用三种指力。开始轻用力,在皮肤为浮取,又叫"举";然后中等度用力,在肌肉为中取,名为"寻";再重用力,在筋骨为沉取,又叫"按"。这样寸、关、尺三部,每部又分为浮、中、沉三候,称为三部九候,但这与遍诊法的三部九候,名同而义异。

三指平布同时切脉,称为"总按"。为了有重点的了解,某一部脉象,也可用一指轮流举按,这叫"单按"或"单诊"。临床上,总按与单诊常配合使用。

小儿寸口部位狭小,不能容纳三指,可用"一指(拇指)定关法",而不细分三部,3 岁以下的小儿,可用望指纹来代替切脉。

此外,还有"反关脉"(动脉见于腕后外侧),"斜飞脉"(动脉从桡骨茎突的上部,斜向虎口),这是生理的畸形,不作病脉论。

切脉时要求环境安静,患者在较大活动及刚吃饭、运动等情况下,不宜立即诊脉,医师亦必须思想集中,把注意力集中于指下,才能仔细体会脉象。

其次,每次诊脉时间,不应少于一分钟,古代要求须满五十动,一个五十动未辨清楚,可延至第二个五十动。

在诊脉中,有关寸、关、尺三部分候五脏的问题,历代医家稍有出入,一般认为:左为心肝肾,右为肺脾肾(图 2-1)。

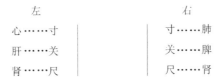

图 2-1 三部分候脏腑的方法

这种三部分候脏腑的方法,在某些情况下,有一定的实践价值,现在一般采用的不多,有待进一步研究。

三、脉象及主病

(一)正常脉象

正常脉象指健康人的脉象,又称"平脉"或"常脉"。平脉的基本形象是:一息脉来四至、五至,三部有脉,应指和缓有力,从容有节,不快不慢,并随生理活动,四时气候变化以及年龄的不同,而有相适应的变化。

这种脉象,前人认为是有"胃""神""根"的表现。

1.胃

"胃"是指胃气。人体营卫气血,脏腑经络等一切功能活动的正常与否,决定于胃气的有无。脉象以胃气为本。胃气在脉象上的表现,说法不一,有认为是不浮不沉、从容和缓的,也有认为是不疾不徐、节律一致的,概括起来,不外是脉来去从容,节律一致。凡病脉,不论浮沉迟数,但有从容和缓之象的,便是有胃气。

2.神

"神"指脉中的神气,亦称"脉神"。心主血而藏神,脉为血之府,心神健旺,脉象自然有神;心神虚衰,脉神便受影响。实际上,神的表现,是精气盈虚的反映,所以神旺则精气充盈,神衰则精气亏虚,神去则精气绝。所以《素问·移精变气论》说:"得神者昌,失神者亡"。神在脉象中的表现,说法也不一致,有认为是柔和的,有认为是冲和的,概括起来是脉象和缓有力。不论何脉,凡是和缓有力的,均是有神之象。

3.根

"根"指尺脉而言。尺脉候肾,肾气是人体生命活动的根本,肾气犹存,犹树木之有根,枝叶虽枯,根本不坏,尚有生机。故患者肾气未绝,脉必有根。脉象有根的表现是尺部沉取,从容不迫,应指有力。

但正常脉象,随着自然气候,环境的不同,亦有相应的变化。脉象的变化其中可分为几个方面。

(1)性别方面:成年女性较成年男性脉跳软弱而略快。

(2)年龄方面:年龄越小,脉跳越快,婴儿脉急数,可达120～140次/分;5～6岁,常为一息六至,为90～110次/分。

(3)肥瘦方面:瘦人多稍浮,肥人多较沉。

(4)活动方面:剧烈运动,长途远行,或喝酒、饱餐、情绪激动时,脉多快而有力;饥饿时脉来较弱等。

以上均属正常脉象。

(二)病脉与主病

病脉总结了有28种,这些种脉象主要是从脉位、次数、形态、节律、气势和通畅程度等方面来体会辨别。

1.浮脉

脉象:浮在肌表,轻按即得,如水漂木,重按反觉搏动力量相对减弱。

特点:脉搏显现部位表浅。

主病:表证。浮而有力为表实,浮而无力为表虚。

分析:外邪侵袭体表,病邪在肌表经络,卫气抗邪于外,正邪斗争于肌表,气血趋于肌表,故脉象应指而浮,且浮而有力,多见于感冒和某些外感发热病的初期。如果在表的卫气不足,虽浮而无力,主表虚。临床可见以下几个方面。①久病阳虚和阴虚,亦可出现浮脉。这是因为阳虚虚阳外越,或阴虚阳气不能依附而外亡,亦可突然出现浮脉,因其为虚证,所以虽浮而无力,这是病情严重的表现,故有"久病逢之却可惊"的说法,切不可当外感表证治。②体质虚弱,或肌肤丰厚,或肥胖体型,或重度水肿的患者,虽有表证,其脉浮常不明显(抗邪无力,气血不能盛于表的缘故)。③亦有风寒侵袭之初,不见浮脉,反见紧象,以后才出现浮脉。这是因为寒邪突然侵袭,卫气尚未能及时进行抵抗的缘故。

相似脉可分为以下几种。

(1)散脉。脉象:浮大无根,则六脉浮取,脉形虽大但无力,稍一用力则按不着,故有"散似扬花无定踪"的描述。主病:脏腑精气将绝,多见于危证。分析:精气将绝,正气耗散所致。

(2)芤脉。脉象:应指而浮大,但上下两旁皆有脉形,按之中空,如按葱管。主病:失血、伤阴。常见于突然大量失血,或属于过汗、大吐、泻后伤津的反映。分析:由于失血过多,或因过汗伤津,则阴血虚于内,故脉来中空;阳气浮于外,故脉来浮大。芤脉多见于突然大失血之后,若久病血虚,则脉管收缩,脉象细小。

2.沉脉

脉象:与浮脉相反,沉取始得,轻按反不明显。

特点:脉象显现部位深在。

主病:里证。有力为里实,无力为里虚。

分析:病邪在里,气血闭阻,则脉见沉象。若病邪在内,而正气不衰,抗邪有力,邪正相搏,则脉沉而有力,是谓里实证,如阳明腑实证。如病邪在里,而正气已虚,脉象难以鼓动,则脉沉而无力,是谓里虚证,如脾虚、肾虚证,可见此脉。沉脉主里证,但个别外感表证初起,由于体内阳气被遏抑,也可出现暂时的沉紧脉象。

相似脉可分为以下几种。

(1)伏脉。脉象:较沉脉部位更深,须重按推筋着骨始得,甚至暂时伏而不显。主病:邪闭、厥证、痛极。分析:阴寒邪气内伏,气血不得宣通之故。

（2）牢脉。脉象：脉来实大弦长，浮取、中取均不应指，惟沉取始得，坚牢不移。主病：阴寒积聚，常见于癥瘕、痞块、疝气等病。分析：阴寒积聚在里，故脉见坚牢；气血不得宣通，故脉见深在，着骨始得。

3.迟脉

脉象：脉来迟慢，一息不足四至（每分钟 60 次以下）。

主病：寒证。有力为冷积（实证），无力为阳虚（虚证）。

分析：寒则气收，寒凝气滞，脉道气血凝滞，运行缓慢，故脉见迟。若沉寒冷积，积则邪实，故脉有力；寒则血滞，故脉迟。因而脉迟而有力，是为寒实证。如冷饮寒食积滞肠胃，可见此脉。若阳虚内寒，运血无力，故脉迟而无力，是谓虚寒证，如五脏阳虚证，可见此脉。其临床表现可见于：①邪聚热结，阻滞血脉流行，亦可见迟脉，但必迟而有力，同时必伴见发热、便秘等症。如伤寒阳明脉迟可下之之类，均脉迟不可概认为寒证，当脉证合参。②重体力劳动者，或运动员，脉多迟，不作病脉论。

相似脉为缓脉，缓脉有正常脉和病脉两个不同的概念。正常缓脉：一息四至，脉来从容不迫，均匀和缓，是正常人的脉象，亦称缓脉。病脉缓脉：一息四至，但脉来迟缓松懈，有缓慢之感。主病：湿邪，脾胃虚弱。分析：湿性黏滞，气血被湿所困；或脾胃虚弱，气血不足以充盈鼓动，所以脉来迟缓。

4.数脉

脉象：与迟脉相反，一息脉来五至以上（相当每分钟 90 次以上），"去来促急"。

主病：热证。有力为实热，无力为虚热。

分析：数为阳盛之脉，邪热鼓动，气血运行加速，故见数象。实热内盛，正气不衰，正邪相争，故数而有力。如外感热病，风热之邪在表，脉多浮数；邪热在里的阳明证、气分证，可见洪数脉。久病阴虚，虚热内生，血行亦快，但数而无力。如阴虚证的脉细数无力，虚阳外浮的脉见数大无力，按之豁然而空等。在体力劳动、运动、进餐、情绪激动时，皆可出现一时性的数脉，不作病脉论。

相似脉为疾脉。脉象：脉来一息七至以上，往来急疾。特点为数而碍手。

主病：热极，阴竭阳越，病情危重。

分析：元阳无制，或真阴竭绝，随阳气外越，元气将脱，故脉急疾而无根。

5.虚脉

脉象：三部脉举按皆无力，隐隐蠕动于手下，指下有软而空虚的感觉，是无力脉的总称。

主病：虚证。多为气血两虚，但以气虚为多见。

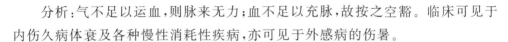

分析:气不足以运血,则脉来无力;血不足以充脉,故按之空豁。临床可见于内伤久病体衰及各种慢性消耗性疾病,亦可见于外感病的伤暑。

6.实脉

脉象:与虚脉相反,来去俱盛,三部举按皆较大而坚实有力,是有力脉的总称。其被形容为"浮沉皆得大而长,应指无虚愊愊强"。

主病:实证。

分析:邪盛而正气不虚,正邪相搏,气血壅盛,故搏动有力。临床多见于高热伴有大便秘结、停食、气血郁结的患者。

7.滑脉

脉象:往来流利,向前滚动,应指圆滑,指下有如圆珠滚动感,"往来流利,如盘走珠"。

主病:痰饮、食滞、实热等。

分析:痰、食内滞,邪气壅盛,气实血涌,往来流利,故脉来应指圆滑。常见于痰饮咳喘,饮食停积,以及发热的患者。其临床表现:①妊娠期,由于血流量增大,多见滑脉,初产妇更明显。②健康人,由于气血充盈,营卫充实,亦可见滑脉,但滑而冲和,不作病脉论。③滑数同其流利,似有快急,但不同于数脉的次数多。

相似脉为动脉。脉象:脉来滑数有力,但搏动部位短小,应指跳动如豆。"如豆大,厥厥动摇"。

主病:惊、痛。

分析:痛则阴阳不和,气为血所阻滞;惊则气血紊乱,脉行躁动难安,故均见动脉(惊、痛,则气血逆乱,经脉紧张,故见动脉)。

8.涩脉

脉象:与滑脉相反,往来艰涩不畅,"如轻刀刮竹"。

主病:气滞、血瘀、精伤、血少。

分析:气滞、血瘀,脉道受阻,故血流艰涩而不畅,如正气不虚,则多涩而有力,可见中风偏瘫、癥病结块等证。精伤、血少,不能濡润经脉,故脉气往来艰涩而无力。可见于失血、腹泻,以及遗精、滑精等患者。

9.细脉

细脉又称小脉。

脉象:脉细如线,应指明显,起落分明。

特点:脉道窄,且波动小。

主病:气血两虚,以血虚为主,诸虚劳损,又主湿邪内侵。

分析:营血亏虚,不能充盈经脉,气不足又无力鼓动血行,故脉体细小;湿邪阻压脉道,亦见细脉。常见于虚劳病,血虚证,阴虚证以及贫血等。

相似脉分为以下几种。

(1)濡脉:浮小而细软,轻按可得,重按反不明显,故亦属浮脉类,但浮而细软,故不同于浮脉。主病为诸虚,主湿。分析:精血虚而不荣于脉,脉道细小,故主诸虚。湿邪在表,表证脉浮,有湿邪压抑脉道,故浮而细小,当与证合参。本脉常见于气血虚而有表证、表邪夹湿等证。

(2)微脉:极细而软,似有似无,欲绝非绝,至数不明。主病为阳气衰危。分析:阳气虚衰,鼓动无力,故脉微。常见于心肾阳虚及暴脱患者。

微脉与细脉的区别:细脉虽细,但至数分明。微脉则细而软弱无力,至数不清,起落模糊。

(3)弱脉:沉细而应指无力,即沉细而软弱,但应指分明。主病为气血两虚诸证。分析:血虚脉道不充,气虚脉搏乏力,故脉来沉细软弱。

10.洪脉

脉象:与细脉相反,脉体宽大,浮中沉三取均有力,而以浮取时力量更大,有浮大满指的感觉,且来的力量大,去的力量轻。

特点:脉体阔大,且波动大。

主病:邪热亢盛,故多与数脉并见。

分析:内热充斥,脉道扩大,气盛血涌,故脉见洪象。临床多见于高热患者,且常与数脉并见。其临床表现:①高热伤阴,阴虚于内,阳盛于外,也可见洪脉,但洪而无力。如外感热病,高热伤阴的阶段,多属病重。②洪脉亦属浮脉类,与浮脉的区别:洪脉以波动大,轻按即得,很似浮脉,但以脉体宽大,重按稍减的特点与浮脉有别。

相似脉为大脉。脉形亦大于常脉,但不似洪脉之有汹涌之势。主病为主邪热盛实,又主气虚。分析:邪气盛实,则脉来大而有力;气虚不能内守而外越,则大而无力。

11.弦脉

脉象:端直而长,直起直落,搏指有力,如按琴弦。

特点:脉管硬,或张力大。

主病:肝胆病、痛证、痰饮。

分析:肝主疏泄,以柔和为贵,肝病肝气不柔,则经脉劲急而有力,即出现弦脉。诸痛,则经脉亦劲急,痰饮则正邪交争,经脉亦劲急,故皆见弦脉。经脉见于阳热病的,多弦大兼滑(滑为热象)。见于阴寒病的,见弦紧兼细(紧主寒,细为阴脉)。

此外,肝、肾、肺受肝病影响时,亦多见于经脉,如肝胃不和、肝脾不和、肝火犯肺等。

相似脉分为以下几种。

(1)紧脉。脉来绷急,应指紧张有力,状如绞转绳索。主病为寒、痛。分析:寒主收引,受寒则脉道收缩而拘急,故见紧脉。如寒邪在表,脉多浮紧;寒邪在里,脉多沉紧。痛证经脉亦收缩拘急,故见紧脉,如寒邪上犯头痛、肠胃寒痛、胆道蛔虫等。

(2)革脉。脉象:脉来弦急而中空,如按鼓皮。主病为亡血、失精。分析:精血内虚,故中空;气无所附而附于外,故见弦急。常见于半产、崩漏等病证。

12.代脉、促脉、结脉

脉象:三脉都是有歇止的脉象,它们的不同点在于以下几个方面。①代脉:脉来缓弱,动而中止,止有定数(有规则地歇止),间歇时间较长。②促脉:脉来急数,时而一止,停跳无规律;③结脉:脉来缓慢,时而一止,停跳无规律。

代、促、结分别主以下病证。

(1)代脉:主脏气衰弱。元气不足,以致脉气不相接续所致。临床可见于:元气衰微,一脏之气将竭绝的重症;风证、痛证、七情惊恐、跌仆损伤,主要因为气血逆乱,脉气不相接续所致。

(2)促脉:阳热亢盛,气滞血瘀或痰食停积等证。这是因为阳盛热实,阴不和阳所致。凡血气、痰食、肿痛等诸实热证,均可见此脉,但促而有力。若见于疾病的后期,促而细小无力,多是虚脱之象。

(3)结脉:寒痰瘀血,阴盛气结。这是由于阴盛而阳不和,脉气阻滞所致。可见于寒痰瘀血等症。

以上这些脉的基本形态和主病,掌握这些基本特征,在临床上就可以结合运用。

四、按诊

按诊是医师用手直接按压触摸患者肌肤、手足、脘腹等部位,以测知局部冷、热、软、硬、压痛、痞块等异常变化,来推断疾病的部位和性质的一种诊断方法。

(一)按肌表

1.寒热

肌肤灼热的为"阳盛则热"。有表热、里热、虚热的不同。初按热甚,久按热

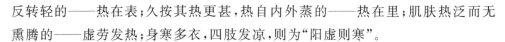

反转轻的——热在表;久按其热更甚,热自内外蒸的——热在里;肌肤热泛而无熏腾的——虚劳发热;身寒多衣,四肢发凉,则为"阳虚则寒"。

2.润燥肿胀

皮肤润泽——津液未伤;干燥或甲错——津液已伤或内有干血;重手按之不能即起,凹陷成坑的——水肿;按之凹陷,举而即起的——气肿。

(二)按手足

手足俱凉——阳虚寒甚,手足俱热——阳盛热炽。手心热——内伤病;手背热——外感病。

(三)按脘腹

1.按脘部

心下按之硬而痛的是结胸;心下满,按之濡软而不痛的,多为痞证;心下坚硬,大如盘,边如旋杯,为水饮。

2.按腹部

腹痛喜按为虚,拒按为实。腹胀满,叩之如鼓,小便自利的属气胀;按之如囊裹水,小便不利的是水鼓。腹内有肿块,按之坚硬,推之不移,痛有定处为癥为积,多属血瘀;肿块时聚时散,或按之无形,痛无定处的,为瘕为聚,多属气滞。腹痛绕脐,左下腹部按之有块累累,但考虑燥屎内结、腹有积聚,按之硬,且可移动聚散的,多虫积。右侧少腹部按之疼痛,有反跳痛的多是肠痈。

(四)按腧穴

按腧穴是按压身体上某些特定穴位,以了解这些穴位的变化与反应,从而推断内脏的某些疾病。

腧穴的变化主要是出现结节或条索状物,其异常反应主要有压痛或敏感反应。如肺病可在肺俞穴摸到结节,或中府穴有压痛;肝病在肝俞和期门穴有压痛;胃病在胃俞和足三里穴有压痛;肠痈在上巨虚(阑尾穴)有压痛。

腧穴按诊的原理:因为经络的气血在身体表面聚集,注入某些重点的腧穴,所以机体内部的病理变化,也常常在该处产生一定的反应。于是,我们就可以观察这些腧穴的变化反应,来推断体内的疾病。

第三章

心脑系病证

第一节　心　悸

一、疾病概述

心悸是指患者自觉心中悸动,惊惕不安,甚则不能自主的一种病证,临床一般多呈反复发作,每因情志波动或劳累而发作,且常伴胸闷、气短、失眠、健忘、眩晕、耳鸣等症。病情较轻者为惊悸,病情较重者为怔忡,可呈持续性。基本病机为气血阴阳亏虚,心失所养;或邪扰心神,心神不宁。其病位在心,而与肝、脾、肾、肺四脏密切相关。病理性质主要有虚实两方面。虚者为气、血、阴、阳亏损,使心失滋养,而致心悸;实者多由痰火扰心,水饮上凌或心血瘀阻,气血运行不畅所致。虚实之间可以相互夹杂或转换。辨证分型主要有心虚胆怯证、心血不足证、阴虚火旺证、心阳不振证、水饮凌心证、瘀阻心脉证和痰火扰心证。治疗应分虚实论治,虚证分别予以补气、养血、滋阴、温阳;实证则应祛痰、化饮、清火、行瘀,但本病以虚实错杂为多见,故治当相应兼顾。心悸预后转归主要取决于本虚标实的程度、邪实轻重、脏损多少、治疗当否及脉象变化情况。

二、病因

(一)体虚劳倦

禀赋不足,素体虚弱;或久病伤正,损耗心之气阴;或劳倦太过伤脾,生化之源不足,气血阴阳亏虚,脏腑功能失调,致心神失养,发为心悸。心气心阳是心脏赖以维持其生理功能,鼓动血液循环的动力,阴血是神志活动的物质基础。劳累及运动时出现心悸者大多为心脏器质性变化,一般包括冠状动脉粥样硬化性心脏病、心功能不全或者贫血等;相反活动时或者剧烈活动后心悸症状减轻或消失者多为功能性改变。

体虚劳倦所致的心悸可见于急性或慢性失血患者,如吐血、便血、咯血、妇女月经过多等都可引起心血亏虚、心失所养而致心悸。

(二)七情所伤

平素心虚胆怯,突遇惊恐,触犯心神,心神动摇,不能自主心悸。《素问·举痛论》:"惊则心无所倚,神无所归,虑无所定,故气乱矣。"长期忧思不解,心气郁结,阴血暗耗,不能养心而心悸;或化火生痰,痰火扰心,心神不宁而心悸。此外大怒伤肝,大恐伤肾,怒则气逆,恐则精却,阴虚于下,火逆于上,心神扰动亦可发为心悸。

七情所伤所致的心悸常见于各种原因的心脏疾病、甲亢、贫血、神经官能症、更年期综合征。

(三)感受外邪

风、寒、湿三气杂至,合而为痹。痹证日久不愈复感外邪,内舍于心,心脉痹阻。心血运行受阻,发为心悸。或风寒湿热之邪,由血脉内侵于心,耗伤心气心阴,亦可引起心悸。温病、疫毒均可灼伤营阴,心失所养;或邪毒内扰心神,如春温、风温、暑温、白喉、梅毒等病,往往伴见心悸。

感受外邪所致的心悸常见于风湿性心脏病,心肌及瓣膜发生病变,或是出现心脏房室大小改变,或是心脏功能受损者。亦可见于病毒性心肌炎、细菌性心内膜炎、梅毒性心脏病等。还可因寒冷刺激而发病,大多属于缺血性心血管疾病,常伴有心胸憋闷疼痛等症;外受寒凉导致发热后出现者,又多与心肌炎症、心功能不全等有关。

(四)药食不当

嗜食肥甘厚味,蕴热化火生痰,痰火上扰心神则为心悸。或因药物过量、毒性较剧,耗伤心气,损伤心阴,引起心悸。

如中药附子、乌头、洋金花、麻黄、雄黄、蟾酥,西药洋地黄、奎尼丁、阿托品、肾上腺素、锑剂,补液过快、过多,浓茶、浓咖啡、大量吸烟等可导致交感神经功能亢进而出现心悸。饱餐加重心脏负担,也是冠状动脉粥样硬化性心脏病常见诱因之一。

三、病机

气血阴阳亏虚,心失所养;或邪扰心神,心神不宁。

四、病位

病位在心,与肝、脾、肾、肺密切相关。病位主要在心,心神失养或不宁,心神动摇,悸动不安。脾不生血,心血不足,心失所养;或脾失健运,痰湿内生,扰动心神。肾阴不足,不能上制心火;或肾阳亏虚,心阳失于温煦。肺气亏虚,不能助心行血,心脉运行不畅;或热毒犯肺,肺失宣肃,内舍于心,血行失常。肝气郁滞,气滞血瘀,心脉不畅,心神被扰;或气郁化火,扰动心神,均可导致心悸。

五、病理性质

病理性质有虚实两端。虚者为气血阴阳亏虚,使心神失养,而致心悸。实者多由痰火扰心、水饮凌心、瘀血阻脉、气血运行不畅所致。

六、病理演变

虚实之间可以相互夹杂或转化,实证日久,正气耗伤,可分别兼见气血阴阳亏虚,而虚证可因虚致实,兼实证表现。临床上阴虚者常兼火盛或痰热;阳虚者易夹水饮、痰湿;气血不足者易兼气血瘀滞;瘀血者兼见痰浊。

七、类证鉴别

(一)惊悸与怔忡

心悸可分为惊悸和怔忡。大凡惊悸发病多与情绪因素有关,可由骤遇惊恐、忧思恼怒、悲哀过极、过度紧张诱发,呈阵发性,时作时止,实证居多,可自行缓解,病情较轻,不发时如常人。怔忡多由久病体虚、心脏受损所致;无精神等因素亦可发作,持续心悸,心中惕惕,不能自控。虚证居多,或虚中夹实。病来虽渐,病情较重,不发时亦可兼见脏腑虚损症状。惊悸日久不愈,亦可形成怔忡。

(二)心悸与奔豚

奔豚发作时,也有心胸躁动不安。《难经·五十六难》云:"发于少腹,上至心下,若豚状,或上或下无时",称之为肾积。故本病与心悸的鉴别要点为心悸为心中剧烈跳动,发自于心;奔豚乃上下冲逆,发自少腹。

(三)心悸与卑慄

卑慄为以神志异常为主的病证,一般无促、结、代、疾、迟等脉象变化,其病因为心血不足所致。心悸为以心跳不安,不能自主,但不避人,无情志异常为表现的病证。

八、辨证

(一)辨虚实

心悸者首应辨虚实,虚者是指脏腑气血阴阳亏虚;实者多为痰饮、瘀血、火邪上逆。

(二)辨病位

病位在心,但也可导致其他脏腑功能失调或亏损;其他脏腑的病变也可直接或间接影响到心。

(三)辨脉象变化

(1)脉率快速型心悸:一息六至为数脉;一息七至为疾脉;一息八至为极脉;一息九至为脱脉;一息十至以上为浮合脉。

(2)脉率过缓型心悸:一息四至为缓脉;一息三至为迟脉;一息二至为损脉;一息一至为败脉;二息一至为奇精脉。

(3)脉率不整型心悸:数时一止,止无定数为促脉;缓时一止,止无定数为结脉;脉来更代,几至一止,止有定数为代脉。

阳盛则促,数为阳热(脉数或促,而沉细、微细,伴面浮肢肿,动则气短,形寒肢冷,舌淡为虚寒)。阴盛则结,迟而无力为虚寒,迟、结、代多属虚寒(结多为气血凝滞;代多为元气虚衰,脏气衰微)。

九、治疗原则

心悸应分虚实论治。虚证分别予以补气、养血、滋阴、温阳;实证则应祛痰、化饮、清火、行瘀。但本病以虚实错杂为多见,且虚实的主次、缓急各有不同,故治当扶正祛邪兼顾。同时,由于心悸均有心神不宁的病理特点,故应酌情配合养心安神或重镇安神之法。

注意事项:①急性发作者应以西药为主,对于慢性相对平稳者可以西医辨病与中医辨证相结合。②出血性心悸慎用活血化瘀药物,以活血止血药物为好。③对抗心律失常的药物可能会引起心律失常,也要注意向患者交代清楚。

十、证治分类

(一)心虚胆怯证

心悸不宁,善惊易恐,坐卧不安,不寐多梦而易醒,恶闻声响,食少纳呆,苔薄白,脉细略数或细弦。

证机概要:气血亏损,心虚胆怯,心神失养,神摇不安。

治法:镇惊定志,养心安神。

代表方:安神定志丹加减。本方益气养心,镇惊安神。用于心悸不宁,善惊易恐,少寐多梦,食少,纳呆者。

常用药:龙齿、琥珀镇惊安神;酸枣仁、远志、茯神养心安神;人参、茯苓、山药益气养心;天冬、生地黄、熟地黄滋阴养血;配伍少许肉桂,有鼓舞气血生长之效;五味子收敛心气。兼心阳不振者,肉桂易桂枝,加附子;兼心血不足者加阿胶、首乌、龙眼肉;兼心气郁结,心悸烦闷,精神抑郁加柴胡、郁金、合欢皮、绿萼梅;兼气虚夹湿者加泽泻,重用白术、茯苓;兼气虚夹瘀者加丹参、桃仁、红花、川芎;兼自汗者加麻黄根、浮小麦、山萸肉、乌梅。

临证备要:本证常因惊恐所伤,动摇心神所致,故治疗以重镇安神、益气养心为主,同时提高心理素质,避免不良精神刺激。心气不足者常有不同程度的心功能减退,可加人参皂苷片、福寿草苷片或生脉注射液、人参注射液静脉滴注,或重用黄芪至 30 g。

(二)心血不足证

心悸气短,失眠多梦,面色无华,头晕目眩,纳呆食少,倦怠乏力,腹胀便秘,舌淡红,脉细弱。

证机概要:心血亏耗,心失所养,心神不宁。

治法:补血养心,益气安神。

代表方:归脾汤加减。本方益气补血,健脾养心,重在益气,意在生血,适用于心悸怔忡,健忘失眠,头晕目眩之证。

常用药:人参、黄芪、白术、炙甘草益气健脾,以资气血生化之源;熟地黄、当归、龙眼肉滋阴养血;茯神、远志、酸枣仁宁心安神;木香理气醒脾,使补而不滞。兼阳虚(汗出肢冷)者加附子、煅龙牡、浮小麦、山萸肉;兼阴虚者加沙参、玉竹、石斛;纳呆腹胀者加陈皮、谷麦芽、神曲、山楂、鸡内金;失眠多梦者加合欢皮、夜交藤、莲子心。热病后期损及心阴合生脉散。

备选方:炙甘草汤,适用于气阴两虚者,症见五心烦热,自汗盗汗,胸闷心烦,舌淡红少津,脉细数。炙甘草汤对顽固性期前收缩,反复出现二联率、三联率,加茯苓、泽泻,重用炙甘草至 30 g,长期服用无不良反应,可用至期前收缩消失一个月后,再缓慢停药。对心房颤动,用炙甘草汤合甘麦大枣汤,有报道可使心律转为窦性,但劳累后易复发,故在心律正常后,继用一段时间,复发者再用仍有效。

临证备要:本证多因思虑劳倦过度,脾虚气血生化乏源以及心血暗耗所致,临床常为功能性心律失常,因此起居有节、劳逸有度,睡前避免不良刺激,为辅助治疗措施。

(三)阴虚火旺证

心悸易惊,心烦失眠,头晕目眩,耳鸣、口燥咽干,五心烦热,盗汗,急躁易怒,舌红少津,苔少或无,脉细数。

证机概要:肝肾阴虚,水不济火,心火内动,扰动心神。

治法:滋阴降火,养心安神。

代表方:天王补心丹合朱砂安神丸。前方滋阴养血,补心安神,适用于阴虚血少,心悸不安,虚烦神疲,手足心热之证。后方清心降火,重镇安神,适用于阴血不足,虚火亢盛,惊悸怔忡,心烦神乱,失眠多梦等证。

常用药:生地、玄参、天冬、麦冬滋阴清热;当归、丹参补血养心;人参、炙甘草补益心气;黄连清热泻火;朱砂、柏子仁、炒枣仁、远志安神定志;五味子收敛心气;桔梗载药上浮,以通心气。

备选方:黄连阿胶汤。肾阴亏虚,虚火妄动,遗精腰酸者加知母、黄柏、龟板、熟地;阴虚兼瘀热者加赤芍、丹皮、桃仁、红花、郁金。

临证备要:本证多为甲亢、心肌炎、风心病、自主神经功能紊乱等引起的快速性心律失常,临床以滋阴降火、养心安神、交通心肾为法,但应据阴虚与火旺之轻重,治疗以滋阴或以清心降火为主。

治疗禁忌:朱砂为汞制剂,不宜用量过大及长期服用。滋阴药物大量使用容易碍胃,注意配合理气药物。

(四)心阳不振证

心悸不安,胸闷气短,动则尤甚,形寒肢冷,面色苍白,舌淡苔白,脉象虚弱或沉细无力。

证机概要:心阳虚衰,无以温养心神。

治法:温补心阳,安神定悸。

代表方:桂枝甘草龙骨牡蛎汤合参附汤。前方温补心阳,安神定悸,适用于心悸不安、自汗盗汗等症。后方益心气,温心阳,适用于心悸气短、形寒肢冷等症。

常用药:桂枝、附子温补心阳;人参、黄芪益气助阳;麦冬、枸杞子滋阴(阳得阴助则生化无穷);炙甘草益气养心;龙骨、牡蛎重镇安神定悸。形寒肢冷者重用人参、黄芪、附子、肉桂(温阳散寒);大汗出者加黄芪、煅龙牡、山萸肉、浮小麦,或用独参汤;水饮内停者加葶苈子、五加皮、车前子、泽泻;夹瘀血者加桃仁、红花、赤芍、川芎;阴伤者加麦冬、玉竹、枸杞子、五味子;心阳不振,心动过缓(窦房结功能低下)者加炙麻黄、补骨脂、细辛,重用桂枝,或用麻黄附子细辛汤合四逆汤。

临证备要:桂枝、炙甘草同用,能复心阳,对心动过缓有效,桂枝一般可从 10 g 开始,逐步加量,常用至 20 g,最多用 30 g,直服至心率接近正常,或有口干舌燥时再减量,继服以资巩固。

治疗禁忌:①麻黄(尤为生麻黄)用量一般 10 g,先煎,去上沫,因含有麻黄碱,可导致血压升高、异位心率增快、期前收缩,需要特别注意。②生附子因含有乌头碱有心脏毒性,如引起心率减慢、传导阻滞、室性期前收缩,一般不用,用量 3～15 g,需先煎至口尝无麻舌感为度。③炙甘草大量长期服用易导致水肿,不适用于湿盛胀满及心功能不全患者。④红参虽可以改善心功能及心律失常,但易致血压升高,对合并高血压者慎用,同时注意另煎兑服。⑤北五加皮性温,能强心、利尿、止痛,常用于心功能不全者,因有毒一般用量 3～6 g,不可过量或长期服用,以免蓄积中毒,尤其与洋地黄制剂同用时更应谨慎。

(五)水饮凌心证

心悸眩晕,胸闷痞满,渴不欲饮,小便短少;或下肢浮肿,形寒肢冷,恶心呕吐,流涎,舌淡胖,苔白滑。脉象弦滑或沉细而滑。

证机概要:脾肾阳虚,水饮内停,上凌于心,扰乱心神。

治法:振奋心阳,化气行水,宁心安神。

代表方:苓桂术甘汤加减。本方通阳利水,适用于痰饮为患,胸胁支满,心悸目眩等症。

常用药:茯苓、猪苓、泽泻、车前子淡渗利水;桂枝、炙甘草通阳化气;人参、白术、黄芪健脾益气助阳;远志、茯神、酸枣仁养心安神。兼见恶心呕吐者加半夏、陈皮、生姜;肺气不宣,肺有水湿加杏仁、前胡、桔梗、葶苈子、五加皮、防己;兼瘀血者加当归、川芎、刘寄奴、泽兰、益母草;肾阳虚衰,不能制水,水气凌心(心悸、喘咳、不能平卧,尿少浮肿)用真武汤加猪苓、泽泻、五加皮、葶苈子、防己。

临证备要:本证见于各种原因引起的心功能不全而伴有浮肿、尿少、夜间阵发性咳嗽或端坐呼吸等患者,治应温阳利水。对病情危重者,可应用独参注射液、生脉注射液,可反复大量应用(不必稀释)。

(六)瘀阻心脉证

心悸不安,胸闷不舒,心痛时作,痛如针刺,唇甲青紫,舌质紫黯;或有瘀斑,脉涩;或结或代。

证机概要:血瘀气滞,心脉瘀阻,心阳被遏,心失所养。

治法:活血化瘀,理气通络。

代表方:桃仁红花煎合桂枝甘草龙骨牡蛎汤。前方养血活血,理气通脉止痛,适用于心悸伴阵发性心痛,胸闷不舒,舌质紫黯等症。后方温通心阳,镇心安神,用于胸闷不舒、少寐多梦等症。

常用药:桃仁、红花、丹参、赤芍、川芎活血化瘀;香附、延胡索、青皮行气和血,通脉止痛;当归、生地养血滋阴;桂枝、甘草以通心阳;龙骨、牡蛎、琥珀粉、磁石重镇安神。兼见气滞血瘀者,加柴胡、枳壳;因虚致瘀、气虚者,加黄芪、党参、黄精;血虚者,加何首乌、枸杞子、熟地黄;阴虚者,加麦冬、玉竹、女贞子;阳虚者,加附子、肉桂、淫羊藿;络脉痹阻,胸部窒闷者,加沉香、檀香、降香;胸痛甚者,加乳香、没药、蒲黄、五灵脂、三七粉;夹痰浊(胸满闷痛,苔浊腻)者,加瓜蒌、薤白、半夏、陈皮。

(七)痰火扰心证

心悸时作时止,受惊易作,烦躁不安,失眠多梦,痰多,胸闷,食少,泛恶,口干口苦,大便秘结,小便短赤,舌红,苔黄腻,脉弦滑。

证机概要:痰浊停聚,郁久化火,痰火扰心,心神不安。

治法:清热化痰,宁心安神。

代表方:黄连温胆汤加减。本方清心降火,化痰安中,用于痰热内扰,心悸时作,胸闷烦躁,尿赤便秘,失眠多梦等症。

常用药:黄连、栀子苦寒泻火,清心除烦;半夏辛温,和胃降逆,燥湿化痰;橘皮理气和胃,化湿除痰;生姜祛痰和胃;竹茹、胆南星、全瓜蒌、贝母涤痰开郁,清热化痰;枳实下气行痰;甘草和中;远志、石菖蒲、酸枣仁、生龙牡、珍珠母、石决明宁心安神。痰热互结,大便秘结者加大黄;火郁伤阴者加天麦冬、玉竹、天花粉、生地黄;兼脾虚者加党参、白术、谷麦芽、砂仁。

十一、预防与调护

(一)调情志

经常保持心情愉快,精神乐观,情绪稳定,避免精神刺激。

(二)节饮食

饮食宜营养丰富而易消化,低脂、低盐饮食。忌过饥过饱、辛辣炙煿、肥甘厚味之品。

(三)慎起居

生活规律,注意寒温交错,防止外邪侵袭;注意劳逸结合,避免剧烈活动及体力劳动;重症卧床休息。

(四)长期治疗

本病病势缠绵,应坚持长期治疗。配合食补、药膳疗法等,增强抗病力;积极治疗原发病:胸痹、痰饮、肺胀、喘证、痹病等;及早发现变证、坏病的先兆症状,结合心电监护,积极准备做好急救治疗。

第二节 胸 痹

一、疾病概述

胸痹是指以胸部闷痛,甚则胸痛彻背,喘息不得卧为主症的一种疾病。轻者仅感胸闷如窒,呼吸欠畅;重者则有胸痛;更严重者心痛彻背,背痛彻心。

胸痹的临床表现最早见于《黄帝内经》。《灵枢·五邪》指出:"邪在心,则病心痛"。《素问·脏气法时论》亦说:"心病者,胸中痛,胁支满,胁下痛,膺背肩胛间痛,两臂内痛"。《素问·缪刺论》又有"卒心痛""厥心痛"之称。《灵枢·厥病》把心痛严重,并迅速造成死亡者,称为"真心痛",谓:"真心痛,手足青至节,心痛甚,旦发夕死,夕发旦死。"

本病多在中年以后发生,如治疗及时得当,可获较长时间的稳定缓解,如反复发作,则病情较为顽固。病情进一步发展,可见心胸卒然大痛,出现真心痛证候,甚则可"旦发夕死,夕发旦死"。

二、病因

(一)寒邪内侵

寒主收引,既可抑遏阳气,所谓暴寒折阳,又可使血行瘀滞,发为本病。素体阳衰,胸阳不足,阴寒之邪乘虚侵袭,寒凝气滞,痹阻胸阳,而成胸痹。

(二)饮食失调

饮食不节,如过食肥甘厚味,或嗜烟酒而成癖,以致脾胃损伤,运化失健,聚湿生痰,上犯心胸清旷之区,阻遏心阳,胸阳失展,气机不畅,心脉闭阻,而成胸痹。如痰浊留恋日久,痰阻血瘀,亦成本病证。

(三)情志失节

忧思伤脾,脾运失健,津液不布,遂聚为痰。郁怒伤肝,肝失疏泄,肝郁气滞,甚则气郁化火,灼津成痰。无论气滞或痰阻,均可使血行失畅,脉络不利,而致气血瘀滞,或痰瘀交阻,胸阳不运,心脉痹阻,不通则痛,而发胸痹。

(四)劳倦内伤

劳倦伤脾,脾虚转输失能,气血生化乏源,无以濡养心脉,拘急而痛。积劳伤阳,心肾阳微,鼓动无力,胸阳失展,阴寒内侵,血行涩滞,而发胸痹。

(五)年迈体虚

本病多见于中老年人,年过半百,肾气自半,精血渐衰。如肾阳虚衰,则不能鼓舞五脏之阳,可致心气不足或心阳不振,血脉失于温运,痹阻不畅,发为胸痹;肾阴亏虚,则不能濡养五脏之阴,水不涵木,又不能上济于心,因而心肝火旺,心阴耗伤,心脉失于濡养,而致胸痹;心阴不足,心火燔炽,下汲肾水,又可进一步耗伤肾阴;心肾阳虚,阴寒痰饮乘于阳位,阻滞心脉。凡此均可在本虚的基础上形成标实,导致寒凝、血瘀、气滞、痰浊,而使胸阳失运,心脉阻滞,发生胸痹。

三、病机

胸痹的主要病机为心脉痹阻,病位在心,涉及肝、肺、脾、肾等脏。心主血脉,肺主治节,两者相互协调,气血运行自畅。心病不能推动血脉,肺气治节失司,则血行瘀滞;肝病疏泄失职,气郁血滞;脾失健运,聚生痰浊,气血乏源;肾阴亏损,心血失荣,肾阳虚衰,君火失用,均可引致心脉痹阻,胸阳失旷而发胸痹。其临床主要表现为本虚标实,虚实夹杂。本虚有气虚、气阴两虚及阳气虚衰;标实有血瘀、寒凝、痰浊、气滞,且可相兼为病,如气滞血瘀、寒凝气滞、痰瘀交阻等。

胸痹轻者多为胸阳不振,阴寒之邪上乘,阻滞气机,临床表现胸中气塞、短气;重者则为痰瘀交阻,壅塞胸中,气机痹阻,临床表现不得卧,心痛彻背。同时亦有缓作与急发之异,缓作者,渐进而为,日积月累,始则偶感心胸不舒,继而心痹痛作,发作日频,甚则心胸后背牵引作痛;急作者,素无不舒之感,或许久不发,因感寒、劳倦、七情所伤等诱因而猝然心痛欲窒。

胸痹病机转化可因实致虚,亦可因虚致实。痰踞心胸,胸阳痹阻,病延日久,每可耗气伤阳,向心气不足或阴阳并损证转化;阴寒凝结,气失温煦,非惟暴寒折

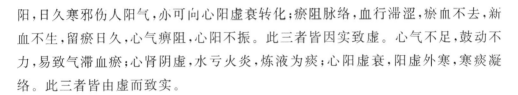

阳,日久寒邪伤人阳气,亦可向心阳虚衰转化;瘀阻脉络,血行滞涩,瘀血不去,新血不生,留瘀日久,心气痹阻,心阳不振。此三者皆因实致虚。心气不足,鼓动不力,易致气滞血瘀;心肾阴虚,水亏火炎,炼液为痰;心阳虚衰,阳虚外寒,寒痰凝络。此三者皆由虚而致实。

四、诊查要点

(1)胸痹以胸部闷痛为主症,患者多见膻中或心前区憋闷疼痛,甚则痛彻左肩背、咽喉、胃脘部、左上臂内侧等部位,呈反复发作性,一般持续几秒到几十分钟,休息或用药后可缓解。

(2)胸痹常伴有心悸、气短、自汗,甚则喘息不得卧,严重者可见胸痛剧烈,持续不解,汗出肢冷,面色苍白,唇甲青紫,脉散乱或微细欲绝等危候,可发生猝死。

(3)胸痹多见于中年以上,常因操劳过度、抑郁恼怒、多饮暴食或气候变化而诱发,亦有无明显诱因或安静时发病者。

五、类证鉴别

(一)胸痹与悬饮

悬饮、胸痹均有胸痛,但胸痹为当胸闷痛,并可向左肩或左臂内侧等部位放射,常因受寒、饱餐、情绪激动、劳累而突然发作,历时短暂,休息或用药后得以缓解。悬饮为胸胁胀痛,持续不解,多伴有咳唾、转侧、呼吸时疼痛加重,肋间饱满,并有咳嗽、咳痰等肺系证候。

(二)胸痹与胃脘痛

心在脘上,脘在心下,故有胃脘当心而痛之称,以其部位相近。胸痹之不典型者,其疼痛可在胃脘部,极易混淆。但胸痹以闷痛为主,为时极短,虽与饮食有关,但休息、服药常可缓解。胃脘痛与饮食相关,以胀痛为主,局部有压痛,持续时间较长,常伴有泛酸、嘈杂、暖气、呃逆等胃部症状。

(三)胸痹与真心痛

真心痛乃胸痹的进一步发展,症见心痛剧烈,甚则持续不解,伴有汗出、肢冷、面白、唇紫、手足青至节、脉微或结代等危重急症。

六、辨证论治

(一)辨标本虚实

胸痹总属本虚标实之证,辨证首先辨别虚实,分清标本。标实应区别气滞、痰浊、血瘀、寒凝的不同,本虚又应区别阴阳气血亏虚的不同。标实者:闷重而痛轻,兼见胸胁胀满,善太息,憋气,苔薄白,脉弦者,多属气滞;胸部窒闷而痛,伴咳吐痰涎,苔腻,脉弦滑或弦数者,多属痰浊;胸痛如绞,遇寒则发,或得冷加剧,伴畏寒肢冷,舌淡苔白,脉细,为寒凝心脉所致;刺痛固定不移,痛有定处,夜间多发,舌紫黯或有瘀斑,脉结代或涩,由心脉瘀滞所致。本虚者:心胸隐痛而闷,因劳累而发,伴心慌、气短、乏力,舌淡胖嫩,边有齿痕,脉沉细或结代者,多属心气不足;若绞痛兼见胸闷气短,四肢厥冷,神倦自汗,脉沉细,则为心阳不振;隐痛时作时止,缠绵不休,动则多发,伴口干,舌淡红而少苔,脉沉细而数,则属气阴两虚表现。

(二)辨病情轻重

疼痛持续时间短暂,瞬息即逝者多轻;持续时间长,反复发作者多重;若持续数小时甚至数天不休者常为重症或危候。疼痛遇劳发作,休息或服药后能缓解者为顺症;服药后难以缓解者常为危候。

七、治疗原则

基于本病病机为本虚标实,虚实夹杂,发作期以标实为主,缓解期以本虚为主的特点。其治疗原则应先治其标,后治其本,先从祛邪入手,然后再予扶正,必要时可根据虚实标本的主次,兼顾同治。标实当泻,针对气滞、血瘀、寒凝、痰浊而疏理气机,活血化瘀,辛温通阳,泄浊豁痰,尤重活血通脉治法;本虚宜补,权衡心脏阴阳气血之不足,有无兼见肺、肝、脾、肾等脏之亏虚,补气温阳,滋阴益肾,纠正脏腑之偏衰,尤其重视补益心气之不足。

八、辨证分型

(一)心血瘀阻证

心胸疼痛,如刺如绞,痛有定处,入夜为甚,甚则心痛彻背,背痛彻心,或痛引肩背,伴有胸闷,日久不愈,可因暴怒、劳累而加重,舌质紫黯,有瘀斑,苔薄,脉弦涩。

证机概要:血行瘀滞,胸阳痹阻,心脉不畅。

治法:活血化瘀,通脉止痛。

代表方:血府逐瘀汤加减。本方祛瘀通脉,行气止痛,用于胸中瘀阻,血行不畅,心胸疼痛,痛有定处,胸闷心悸之胸痹。

(二)气滞心胸证

心胸满闷,隐痛阵发,痛有定处,时欲太息,遇情志不遂时容易诱发或加重;

或兼有胃脘胀闷,得嗳气或矢气则舒。舌薄或薄腻,脉细弦。

证机概要:肝失疏泄,气机郁滞,心脉不和。

治法:疏肝理气,活血通络。

代表方:柴胡疏肝散加减。本方疏肝理气,适用于肝气抑郁,气滞上焦,胸阳失展,血脉失和之胸胁疼痛等。

(三)痰浊闭阻证

胸闷重而心痛微,痰多气短,肢体沉重,形体肥胖,遇阴雨天而易发作或加重,伴有倦怠乏力,纳呆便溏,咯吐痰涎,舌体胖大且边有齿痕,苔浊腻或白滑,脉滑。

证机概要:痰浊盘踞,胸阳失展,气机痹阻,脉络阻滞。

治法:通阳泄浊,豁痰宣痹。

代表方:栝蒌薤白半夏汤合涤痰汤加减。两方均能温通豁痰,前方偏于通阳行气,用于痰阻气滞,胸阳痹阻者;后方偏于健脾益气,豁痰开窍,用于脾虚失运,痰阻心窍者。

(四)寒凝心脉证

卒然心痛如绞,心痛彻背,喘不得卧,多因气候骤冷或骤感风寒而发病或加重,伴形寒,甚则手足不温,冷汗自出,胸闷气短,心悸,面色苍白,苔薄白,脉沉紧或沉细。

证机概要:素体阳虚,阴寒凝滞,气血痹阻,心阳不振。

治法:辛温散寒,宣通心阳。

代表方:枳实薤白桂枝汤合当归四逆汤加减。两方皆能辛温散寒,助阳通脉。前方重在通阳理气,用于胸痹阴寒证,见心中痞满,胸闷气短者;后方以温经散寒为主,用于血虚寒厥证,见胸痛如绞,手足不温,冷汗自出,脉沉细者。

(五)气阴两虚证

心胸隐痛,时作时休,心悸气短,动则益甚,伴倦怠乏力,声息低微,面色白,易汗出,舌质淡红,舌体胖且边有齿痕,苔薄白,脉虚细缓或结代。

证机概要:心气不足,阴血亏耗,血行瘀滞。

治法:益气养阴,活血通脉。

代表方:生脉散合人参养荣汤加减。两者皆能补益心气。生脉散长于益心气,敛心阴,适用于心气不足,心阴亏耗者;人参养荣汤补气养血,安神宁心,适用于胸闷气短,头昏神疲等证。

(六)心肾阴虚证

心痛憋闷,心悸盗汗,虚烦不寐,腰酸膝软,头晕耳鸣,口干便秘,舌红少津,苔薄或剥,脉细数或促代。

证机概要:水不济火,虚热内灼,心失所养,血脉不畅。

治法:滋阴清火,养心和络。

代表方:天王补心丹合炙甘草汤加减。两方均为滋阴养心之剂。天王补心丹以养心安神为主,治疗心肾两虚,阴虚血少者;炙甘草汤以养阴复脉见长,主要用于气阴两虚,心动悸,脉结代之症。

(七)心肾阳虚证

心悸而痛,胸闷气短,动则更甚,自汗,面色白,神倦怯寒,四肢欠温或肿胀,舌质淡胖,边有齿痕,苔白或腻,脉沉细迟。

证机概要:阳气虚衰,胸阳不振,气机痹阻,血行瘀滞。

治法:温补阳气,振奋心阳。

代表方:参附汤合右归饮加减。两方均能补益阳气,前方大补元气,温补心阳,后方温肾助阳,补益精气。

九、治疗发微

(一)治疗应以通为补,通补结合

胸痹病机为本虚标实。临床治疗应以通为补,其"通"法包括芳香温通法,如苏合香丸、冠心苏合丸、速效救心丸、麝香保心丸等;宣痹通阳法,如栝蒌薤白半夏汤、枳实薤白桂枝汤等;活血化瘀法,如血府逐瘀汤、失笑散、复方丹参滴丸等。临证可加用养血活血药,如鸡血藤、益母草、当归等,活血而不伤正。"补"法包括补气血,选用八珍汤、当归补血汤等;温肾阳选加淫羊藿、仙茅、补骨脂等;补肾阴选加首乌延寿丹、左归丸等。临床证明,通法与补法是治疗胸痹的不可分割的两大原则,应通补结合,或交替应用为妥。

(二)活血化瘀法的应用

胸痹瘀血的形成,多由正气亏损、气虚阳虚或气阴两虚而致,亦可因寒凝、痰浊、气滞发展而来,加之本病具有反复发作、病程日久的特点,属单纯血瘀实证者较少,多表现为气虚血瘀或痰瘀交阻、气滞血瘀等夹杂证候,故临床治疗应注意在活血化瘀中伍以益气、养阴、化痰、理气之品,辨证用药,加强祛瘀疗效。活血化瘀药物临床上主要选用养血活血之品,如丹参、鸡血藤、当归、赤芍、郁金、川芎、泽兰、牛膝、三七、益母草等。破血攻伐之品,虽有止痛作用,但易伤及正气,应慎用。若必用,切不可久用、多用,痛止后须扶正养营,方可巩固疗效。同时必须注意有无出血倾向或征象,一旦发现,立即停用,并予相应处理。

(三)芳香温通法的应用

寒邪内闭是导致胸痹发作的重要病机之一,临床以芳香走窜、温通行气类中药治疗胸痹源远流长,如桂心、干姜、吴茱萸、麝香、细辛、蜀椒、丁香、木香、安息香、苏合香油等芳香温通之品。近几年来,在此基础上各地研制的心痛舒喷雾剂、苏合香丸、麝香保心丸、麝香苏合丸、速效救心丸等,速效、高效、无毒、无不良反应的芳香温通制剂,较好地满足了临床需要,显示出良好的效果。实验研究证实,芳香温通类药大多含有挥发油,具有解除冠状动脉痉挛、增加冠状动脉血流量、减少心肌耗氧量、改善心肌供血等作用,同时对血液流变性、心肌收缩力均有良好的影响。

临床胸痹常伴有阳虚之象,故芳香温通药物宜配合温补阳气之剂,以取温阳散寒之功。且芳香温通药物具有辛散走窜之弊,应中病即止,以防耗伤阳气。

(四)注意益气化痰

痰浊不仅与胸痹的发病直接有关,而且与其若干易患因素(如肥胖、高脂血症)相关。痰阻心胸证多见于肥胖患者,每因过食肥甘,贪杯好饮,伤及脾胃,健运失司,湿郁痰滞,留踞心胸。痰性黏腻,易窒阳气,阻滞血运,造成气虚湿浊痰阻为患。治疗应着重健运脾胃,在祛痰的同时,适时应用健脾益气法,以消生痰之源,痰化气行,则血亦行。临床选温胆汤为基本方,痰浊阻滞明显者可酌加全瓜蒌、胆南星、石菖蒲、郁金等;气虚明显可酌加党参、黄芪、黄精,或西洋参另蒸兑服。注意补气之品用量不宜太大,多用反而补滞,不利于豁痰通络。

(五)治本以补肾为主

胸痹本虚指心、肺、肝、脾、肾等脏腑气血阴阳亏虚。然脏腑亏虚,其本在肾。且胸痹好发于中老年人,此时人之肾气逐渐衰退,可见该病的发生与肾虚有着必然的内在关系。年老肾亏,肾阳不能蒸腾,可致心阳虚衰,行血无力,久而气滞血瘀;亦可致脾土失温,气血化源不足,营亏血少,脉道不充,血行不畅,发为胸痹。因此临证治疗应重视补肾固本,尤其在胸痹缓解期的治疗中。常以何首乌、枸杞子、女贞子、旱莲草、生地、当归、白芍等滋肾阴;用黄精、菟丝子、山萸肉、杜仲、桑寄生等补肾气;桂枝、淫羊藿、仙茅、补骨脂等温肾阳。

十、调护与预防

(一)注意调摄精神,避免情绪波动

《灵枢·口问》云:"心者,五脏六腑之主也⋯⋯故悲哀愁忧则心动"。说明精神情志变化可直接影响于心,导致心脏损伤。后世进而认为"七情之由作心痛"。故防治本病必须高度重视精神调摄,避免过于激动或喜怒忧思无度,保持心情平静愉快。

(二)注意生活起居,寒温适宜

《诸病源候论》记载:"痛者,风凉邪气乘于心也"。指出本病的诱发或发生与气候异常变化有关,故要避免寒冷,居处除保持安静、通风,还要注意寒温适宜。

(三)注意饮食调节

中医认为,过食膏粱厚味易于产生痰浊,阻塞经络,影响气的正常运行,而发本病。故饮食宜清淡低盐,食勿过饱。多吃水果及富含纤维素食物,保持大便通畅。另外烟酒等刺激之品,有碍脏腑功能,应禁止。

(四)注意劳逸结合,坚持适当活动

发作期患者应立即卧床休息,缓解期要注意适当休息,保证充足的睡眠,坚持力所能及的活动,做到动中有静,正如朱丹溪所强调的"动而中节"。

(五)加强护理及监护

发病时应加强巡视,密切观察舌、脉、体温、呼吸、血压及精神情志变化,必要时给予吸氧、心电监护及保持静脉通道通畅,并做好抢救准备。

第三节　不　　寐

一、疾病概述

不寐是以经常不能获得正常睡眠为特征的一类病证,主要表现为睡眠时间、深度的不足,轻者入睡困难,或寐而不酣,时寐时醒,或醒后不能再寐,重则彻夜不寐。多为饮食不节、情志失常、劳逸失调、久病体虚等因素引起脏腑功能紊乱,气血失和,阴阳失调,阳不入阴而发病。其病位主要在心,与肝、胆、脾、胃、肾密

切相关。病性有虚有实,且虚多实少。病理变化总属阳盛阴衰,阴阳失交。一为阴虚不能纳阳,一为阳盛不得入于阴。辨证分型主要有肝火扰心证、痰热扰心证、心脾两虚证、心肾不交证和心胆气虚证。治疗当以补虚泻实,调整脏腑阴阳为原则,但应根据本虚标实的轻重缓急随证变法。

二、病因

(一)外感病因

《素问·太阴阳明论》云:"故犯贼风虚邪者,阳受之……阳受之则入六腑……入六腑则身热不时卧,上为喘呼"。提出外感之邪能致不寐,外感之邪作用于人体,产生疾病并导致不寐,其中以风寒、风热、暑热之邪最常见。《景岳全书·不寐》中有:"凡如伤寒、伤风、疟疾之不寐者,此皆外邪深入之扰也"。从以上文献中可以看出,外感六淫可侵袭人体而引起不寐。

(二)情志所伤

内伤情志具有直接损伤脏腑气机的致病特点,脏腑气机失调,功能失职,"神、魂、魄、意、志"失其所主,则生不寐之病证。如《景岳全书·不寐》:"神安则寐,神不安则不寐""凡人以劳倦思虑太过者,必致血液耗亡,神魂无主,所以不寐"。

喜怒哀乐等情志过极均可导致脏腑功能的失调,而发生不寐病证。或由情志不遂,暴怒伤肝,肝气郁结,肝郁化火,火热之邪扰动心神,神不安而不寐;或由五志过极,心火内炽,心神被扰而不寐;或由喜笑无度,心神激动,神魂不安而不寐;或思虑过度,所欲不遂,劳伤心脾,心血暗耗,脾虚血无化源,心神失养而不寐;或由暴受惊恐,导致心虚胆怯,神魂不安,夜不能寐。

(三)饮食失节

饮食不调亦是不寐较为常见的病因。饮食不节,宿食内停,则有"胃不和则卧不安"又或饮食偏嗜,如喜食肥甘厚腻,则蕴生痰热,痰热扰心则夜卧不安;且《素问·太阴阳明论》:"食饮不节,起居不时者,阴受之",即饮食起居失常最易损伤机体的阴液,阴液不足,阳不得入阴,亦故不得卧也。

暴饮暴食,宿食停滞,脾胃受损,酿生痰热,壅遏于中,痰热上扰而发不寐;或停食停饮,胃失和降,阳气浮越于外不得入于阴而致不寐;或食饮不节,脾胃受损,气血无以生化,致心神失养而不寐。此外,浓茶、咖啡、烈酒等皆可导致不寐。

(四)劳逸失调

劳倦太过则伤脾,过逸少动亦致脾虚气弱,运化不健,气血生化乏源,不能上奉于心,以致心神失养而失眠。或因思虑过度,伤及心脾,心伤则阴血暗耗,神不守舍;脾伤则食少,纳呆,生化之源不足,营血亏虚,不能上奉于心,而致心神不安。《景岳全书·不寐》:"凡人以劳倦思虑太过者,必致血液耗亡,神魂无主,所以不寐"。可见,心脾不足造成血虚,会导致不寐。

(五)病后体虚

久病血虚,产后失血,年迈血少,劳伤气血,均可引起心血不足,心失所养,心神不安而不寐,正如《景岳全书·不寐》:"无邪而不寐者,必营气不足也。营主血,血虚则无以养心,心虚则神不守舍"。亦可因年迈体虚,阴阳亏虚而致不寐。

劳倦久病耗伤气血,至气血亏虚,人体气血阴阳失调,营卫脏腑功能失调,则寤寐节律不能正常维持,则不寐。如《金匮要略》:"虚劳虚烦不得眠,酸枣仁汤主之。"

(六)禀赋不足

平素心胆气虚,遇事易惊,多虑善恐,处事不决,神魂不安而致不寐;或素体阴虚,兼因房劳过度,肾阴耗伤,阴衰于下,肾水不能上济于心,水火不济,心火独亢,火盛神动,心肾失交而神志不宁。

(七)痰瘀等病理产物

痰瘀为机体功能失调所生之病理产物,一旦形成之后,又可以变为致病因素,《医林改错》中就明确提出瘀血可致夜寐不安,"夜寐多梦是血瘀,平素平和,有病急躁是血瘀。"《景岳全书·不寐》谓:"痰火扰乱,心神不宁,思虑过伤,火炽痰郁而致不眠者多矣。"而痰邪易侵犯神明,痰郁化火扰心则不寐。痰邪由水湿不化而成,致病具有重浊黏滞的特点,病程较长;且久病入络,故痰瘀致病,胶着难化,阻滞脏腑经络,致寤寐异常久不愈。

三、病机

(一)阴阳失调,营卫失和,阳不入阴

《黄帝内经》将阴阳失调导致失眠的病机概述如下:一为阴亏,阴液不足,则无以涵养及制约阳气,阳气外浮,则发为不寐;二为阳盛,阳气太盛则阴液相对不足,亦使阳气浮越于外而不寐;三为邪气阻滞,如痰瘀水湿阻碍,"阴阳交通"之道,阴阳不交则不寐。

人体阴阳二气对睡眠与觉醒活动的调节,是依靠营卫之气的运行实现的,即营卫之气运行以调节睡眠-觉醒的规律性是其具体体现。如《灵枢·营卫生会》:

"老者之气血衰,其肌肉枯,气道涩,五脏之气相搏,其营气衰少而卫气内伐,故昼不精,夜不瞑。"指出老者气血亏虚,营血不足,卫气内伐,营血不得使之安宁,故易致不寐。人的正常睡眠是阴阳之气自然而有规律转化的结果,《灵枢·口问》:"阳气尽,阴气盛,则目瞑;阴气尽而阳气盛,则寤矣。"汉代医家张仲景论"不得眠"的病机基于脏腑阴阳气血失调论,在脏腑中尤其重视心之病因,还创制了黄连阿胶汤、桂枝去芍药加蜀漆龙骨牡蛎救逆汤、栀子豉汤、酸枣仁汤等治疗不寐的经典方剂。林珮琴在《类证治裁·健忘》中进一步指出:"阳气自动而之静,则寐。阴气自静而之动,则寤。不寐者,病在阳不交阴也。"可见,阴阳失调是不寐发生的重要病机,各种原因导致阴阳不相交感或由于自身之偏盛偏衰,阴阳平衡被破坏,即可引起不寐。

(二)五脏气血阴阳失调

五脏藏五神,睡眠-觉醒机制的维持以五脏气化之气血津液为其物质基础,且受五神所影响,五脏气血阴阳功能失调则五神失其所主,营卫阴阳无以化生故致不寐。脏腑为人体精气所寄之处,其受到损伤则不能藏其精气,精气则无安寄之所,涣散的精气将四处串扰其他脏腑,则使人不得安睡。

心藏神,主血脉,心之气血阴阳功能失调,心神失养,神不归舍,可致不寐。明代医家张景岳认为"心神不安"为不寐的病机中心,在《景岳全书·不寐》中:"不寐证虽病有不一,然惟知邪正二字则尽之矣。盖寐本乎阴,神其主也,神安则寐,神不安则不寐"。

肝藏魂,体阴而用阳,主疏泄及藏血、调节血量,肝之气血阴阳失调,魂无以正常往返于目与肝,则无以保证睡眠的正常深浅,出现夜寐不安、多梦。

肺藏魄,主气,司治节,肺之气血阴阳失调,魄无所依,魂魄失合,元神不主,睡眠极浅,易惊醒。

脾舍意,主运化及升清,脾之阴阳失调,意不安舍,且运化失职,气血无以化生,也可导致心神失养,则睡前思虑纷纭,难以入睡。

肾舍志,藏精,肾气之气血阴阳失调,肾志不定,不守不舍,则亦出现不寐、早醒等症。

(三)神主失用论

广义的"神",是指整个人体生命活动的外在表现;狭义的"神",是指人体的精神活动。其来源于先天之精,又靠后天之精的滋养,是人类独具的最高层次的自觉意识。中医认为,昼属阳,寤亦属阳,阳主动,故白天神营运于外,人寤而活动;夜属阴,寐属阴,阴主静,故夜晚神归其舍,内藏于五脏,人寐而休息。白天人觉醒之时,"神"运于中而张于外,携"魂魄"感知、应对内外刺激而显于事。夜晚人之将寐,"神"必内敛,隐潜于中而幽于事,故意识活动休而不作。如张景岳所说:"神安则寐,神不安则不寐"。故各种原因导致神主失用均可引起不寐。

(四)邪气致病论

《灵枢·淫邪发梦》曰:"正邪从外袭内,而未有定舍,反淫于脏,不得定处,与营卫俱行,而与魂魄飞扬,使人卧不得安而喜梦。"提出了邪气侵袭是产生不寐的重要原因之一。此外,《景岳全书·不寐》曰:"不寐证虽病有不一,然惟知邪正二字则尽之矣。盖寐本于阴,神其主也,神安则寐,神不安则不寐。其所以不安者,一由邪气之扰,一由营气之不足耳。有邪者多实证,无邪者皆虚证。"

四、诊查要点

(一)中医辨病辨证要点

(1)轻者入寐困难或寐而易醒,醒后不寐,连续3周以上,重者彻夜难眠。

(2)常伴有头痛、头昏、心悸、健忘、神疲乏力、心神不宁、多梦等。此外,亦可伴有大便秘结,情志抑郁,急躁易怒,目赤口苦,腰膝酸软,潮热盗汗等症。

(3)本病证常有饮食不节,情志失常,劳倦、思虑过度,病后、体虚等病史。

(二)西医诊断关键指标

1.症状

难以入睡、睡眠不深、易醒、多梦、早醒、醒后不易再睡、醒后不适感、疲乏、白天困倦。

2.客观诊疗工具和技术手段

脑电图、多导睡眠图、多次睡眠潜伏期试验、觉醒维持试验和体动记录仪等。

3.中国精神疾病分类方案与诊断标准(CCMD-3)失眠症的诊断标准

(1)原发性失眠几乎以失眠为唯一的症状;具有失眠和极度关注失眠结果的优势观念。

(2)对睡眠数量、质量的不满,引起明显的苦恼或社会功能受损;至少每周发生3次,并至少已达1个月。

(3)排除躯体疾病或精神障碍症状导致的情况。目前公认的失眠的客观诊断标准是按照多导睡眠图结果来判断:①睡眠潜伏期延长(长于30分钟);②实际睡眠时间减少(每夜不足6小时);③觉醒时间增多(每夜超过30分钟)。

4.临床形式

临床形式有以下几种。①睡眠潜伏期延长:入睡时间超过 30 分钟;②睡眠维持障碍:夜间觉醒次数＞2 次或凌晨早醒;③睡眠质量下降:睡眠浅、多梦;④总睡眠时间缩短:通常少于 6 小时;⑤日间残留效应:次晨感到头昏、精神不振、嗜睡、乏力等。

五、类证鉴别

不寐应与一时性失眠、生理性少寐、他病痛苦引起的失眠相区别。不寐是指单纯以失眠为主症,表现为持续的、严重的睡眠困难。少寐属于精神神经系统功能失调疾病,中医认为"心之官则思",为个体脏腑气血衰弱、生理活动变化引起,或机体脏腑和器官受到不同刺激、脑功能失调所致。少寐辨肇病之端,有阴阳不和、营卫不和、胃不和、心肾不交、痰火扰心、瘀滞脑神等不一,如阳不和阴,责之阳气盛而阴气虚而少寐,治宜补阴泻阳,调其虚实,通而去邪;胃不和而少寐,以和胃降痰等。总之,少寐实多虚少,用药以和调为主,但由于病因有异和功能失调程度不同,故用药应有所区别。若因一时性情影响或生活环境改变引起的暂时性失眠不属病态。至于老年人少寐早醒,亦多属生理状态。若因其他疾病痛苦引起失眠者,则应以祛除有关病因为主。

六、辨证论治

(一)辨证思路

首辨虚实。虚证,多属阴血不足,心失所养,临床主要以体质瘦弱,面色无华,神疲懒言,心悸健忘为特点。实证,多为邪热扰心,临床主要以心烦易怒,口苦咽干,便秘溲赤为特点。次辨病位,病位主要在心。

由于心神的失养或不安,神不守舍而不寐,且与肝、胆、脾、胃、肾等相关。若急躁易怒而不寐,多为肝火内扰;若脘闷苔腻而不寐,多为胃腑宿食,痰热内盛;若心烦心悸,头晕健忘而不寐,多为阴虚火旺,心肾不交;若面色少华,肢倦神疲而不寐,多属脾虚不运,心神失养;若心烦不寐,触事易惊,多属心胆气虚等。

(二)治疗原则

治疗当以补虚泻实,调整脏腑阴阳为原则。实证泻其有余,如疏肝泻火,清化痰热,消导和中;虚证补其不足,如益气养血,健脾补肝益肾。在治疗虚实病证的基础上,治以安神定志,如养血安神,镇惊安神,清心安神。

(三)辨证分型

1.肝郁化火证

症状:不寐多梦,心中懊恼,情志抑郁,急躁易怒,目赤口苦,小便黄赤,舌尖红,苔黄,脉弦。

治法:清肝泻火,镇心安神。

方药:龙胆泻肝汤加减。

加减:若出现头晕头痛,不寐严重,大便秘结,可用当归龙荟丸;若出现胸闷胁胀,常加香附、郁金、香橼、佛手等疏肝理气解郁之品。

2.痰热扰心证

症状:心烦不寐,胸闷脘痞,泛恶嗳气,口干舌燥,头晕目眩,大便秘结,舌红,苔黄腻,脉弦数。

治法:清化痰热,和中安神。

方药:黄连温胆汤加减。

加减:若出现心烦不寐较重者,加淡豆豉、牡丹皮;若出现心悸动、惊惕不安较重者,常加龙齿、磁石、珍珠母以镇惊安神。

3.心脾两虚证

症状:不寐夜梦多,胆怯惊悸,神疲乏力,健忘,舌淡苔薄白,脉沉细无力。

治法:补益心脾,镇惊安神。

方药:归脾汤加减。

加减:若出现不寐较严重者,可加柏子仁、五味子、夜交藤、龙骨、牡蛎;若出现脘痞纳呆,舌苔腻,可加陈皮、半夏、厚朴、茯苓等以健脾理气化痰。

4.心火炽盛证

症状:心烦不寐,躁扰不宁,口干舌燥,或口舌生疮,便秘溲黄,舌红苔黄,脉弦而数。

治法:清泻心火,安神宁心。

方药:朱砂安神丸加减。

5.心肾不交证

症状:心烦不寐,心悸多梦,腰膝酸软,潮热盗汗,舌红少苔,脉弦细而数。

治法:滋阴降火,交通心肾。

方药:六味地黄丸加减。

6.胃气失和证

症状:心烦不寐,胸闷嗳气,脘腹不适,大便不爽,舌淡苔黄腻,脉滑。

治法:消食导滞,和胃安神。

方药:半夏秫米汤或保和丸和越鞠丸加减。

7.心胆气虚证

症状:虚烦不寐,易惊多梦,胆怯心悸,倦怠乏力,舌淡苔薄白,脉细而弱。

治法:益气镇惊,安神定志。

方药:安神定志丸加减。

加减:若心肝血虚,虚烦不寐,可用酸枣仁汤,养肝阴以宁神;若胆虚不疏土,胸闷腹胀,加柴胡、吴茱萸、陈皮等药。

8.心肝火旺证

症状:不寐多梦,甚则彻夜不眠,性情急躁,目赤,口干而苦,便干,舌淡,苔薄白,脉弦。

治法:清肝泄热,宁心安神。

方药:柴胡桂枝龙骨牡蛎汤加减。

七、治疗发微

(一)从胃论治

不寐一证,多由胃气不和所致,临床常从胃论治,并归纳了治胃五法:①清化和胃法,适合中焦湿热致不寐者,方选甘露消毒丹加减。②化痰和胃法,适合痰浊内扰而致不寐者,方选黄连温胆汤加减。③消滞和胃法,适合食滞胃肠而致不寐者,方选保和丸合承气汤加减。④温中和胃法,适合中焦虚寒而致不寐者,方选黄芪建中汤加减。⑤养阴和胃法,适合中土阴虚而致不寐者,方选麦冬汤加减。

(二)从肝论治

不寐当从肝论治,肝为气血之枢,主疏泄而畅气机,舒情志而和阴阳,主藏血而养诸脏,调血量而行气血。而气血又为神之本,神本于血而动之以气,故神志之病与肝密切相关,欲治不寐当须调肝。并将治肝之法归纳:①疏肝清热法,适用于肝经郁热,魂不潜敛,忧愁化火伤肝,使人失寐者。方用疏肝安神汤加减。②清肝泻火法,适用于肝火亢盛,魂不潜敛,阳气不静,而致不寐者。方用龙胆泻肝汤加减。③理气化痰、镇惊安神法,适用于痰热犯肝,魂不潜敛之失寐。方用芩连温胆汤加减。④补益肝血、养心安神法,适用于肝血亏虚,魂不潜敛之失寐。方用《医宗金鉴》之补肝汤加减,或酸枣仁汤合四物汤加减。⑤滋补肝阴、柔肝安神法,适用于肝阴不足,魂失潜藏之失寐。方用叶天士之养肝阴方加减,或一贯煎加柏子仁、酸枣仁。⑥温补肝胆法,适用于肝胆气虚,魂不归舍之失寐。方用理郁升陷汤加减。⑦疏肝解郁、理气安神法,方用四逆散或柴胡加龙骨牡蛎汤加减。⑧疏肝活血、化瘀安神法,方用血府逐瘀汤合磁朱丸加减。

(三)从神论治

不寐的成因很多,思虑劳倦,内伤心脾,阳不交阴,心肾不交,阴虚火旺,肝阳扰动,心胆气虚以及胃中不和等因素,均可影响心神而导致失眠。主要病位在心,又与肝、脾、肾有密切关系,系诸多因素影响心神所致,因此在临床上常以安神为主要治法,并归纳了安神十法:①清心安神,方用栀子豉汤加莲子心、黄连等。②滋阴清热安神,方用黄连阿胶汤合交泰丸加减。③益气健脾安神,方用归脾汤加减。④养血安神,方用酸枣仁汤加减。⑤养心定志安神,方用安神定志丸加减。⑥重镇潜阳安神,方用孔圣枕中丹加赭石。⑦祛湿化痰安神,方用温胆汤加栀子、黄连。⑧和胃安神,方用保和丸加减。⑨活血化瘀安神,方用血府逐瘀汤加减。⑩温阳益气安神,方用桂枝龙骨牡蛎汤加减。

(四)从阴阳论治

不寐证多系阴阳失协,水火失济,阴不交阳,阳不入阴所致,为此提出协调阴阳之法。①调和营卫,引阳入阴:方用桂枝加龙骨牡蛎汤。以桂枝汤调和营卫,融协阴阳;重用白芍以扶阴引阳;龙骨、牡蛎以敛阳入阴。营卫和调,阴阳恋合,而夜寐自安。②交通水火,坎离既济:方选坎离既济丸,滋水精而上济于心,降离阳而下接于肾,水火相交,坎离既济,阴阳和协而得寐。药用生地、熟地、夜交藤、山药、炙龟板、丹参、山萸肉、天冬、白芍、五味子、远志、黄柏等。③从阴引阳,引火归原:适于水不上济,肾中真阳反升,故上有虚火浮炎诸症,下反足冷。以交泰丸,从阴引阳,阳归肾宅,阴阳平调,寝寐自安。药用生地、熟地、玄参、灵磁石、山药、山萸肉、朱麦冬、朱茯苓、酸枣仁、煅牡蛎、夜交藤、川连、肉桂等。④清化痰热,通调阴阳:痰浊湿热阻隔中焦,肾阴心阳不得上下交通。方选半夏厚朴汤合栀子豉汤加味,药用制半夏、山栀子、豆豉、郁金、朱茯苓、焦山楂、竹茹、厚朴花、枳实、朱远志、合欢花等。

八、预防

(1)起居有常,养成良好的生活习惯,定时作息。

(2)讲究饮食卫生,不暴饮暴食或食之过饱。

(3)善于自我调节心理平衡,保持乐观情绪、避免七情刺激。消除顾虑及紧张情绪,保持情志舒畅。

（4）睡眠环境宜安静,睡前避免饮用浓茶、咖啡,避免过度兴奋刺激。

（5）学会简单的自我安眠法。诱导催眠法:默念数字,或听单调的滴水声、钟表滴答声。

（6）注意作息有序,适当的加强体育锻炼,可每天练习一些太极拳等运动,对于提高治疗失眠的效果,增强体质,提高学习工作效率,均有促进作用。

第四节 痫 病

一、临床诊断

(一)疾病诊断

（1）临床以突然意识丧失,甚则仆倒,不省人事,强直抽搐,口吐涎沫,两目上视或口中怪叫,移时苏醒,醒后一如常人为特征。

（2）主症。典型发作:突然昏倒,不省人事,两目上视,四肢抽搐,口吐涎沫,或有异常叫声等。其他类型发作:仅有突然呆木,两眼瞪视,呼之不应;或头部下垂,肢软无力,面色苍白等。局限性发作:可见多种形式,如口、眼、手等局部抽搐而无突然昏倒,或凝视,或语言障碍,或无意识动作等,多数在数秒钟或数分钟即止。

（3）先兆症状:多数在发作前有先兆症状,如眩晕、胸闷等。

（4）发作突然,醒后如常人,醒后对发作时情况一无所知,反复发作。

（5）痫病患者多有家族史、诱因(惊恐、劳累、情志过极);任何年龄均可发病,但原发性癫痫多在儿童期、青春期或青年期。

（6）辅助检查。①脑电图:最有效的检查工具,发作期阳性率为80%。普通脑电图在发作期描记到对称性同步化棘波或棘-慢波等阳性发现。动态脑电图通过24小时记录和贮存脑电信号,对患者清醒、各种活动及睡眠过程中的脑电图不间断记录,对癫痫患者的阳性检出率大大增加。视频脑电图是将患者的脑电波与录像同步记录下来,使得医师不仅可以通过脑电波诊断患者的情况,还可以观察录像了解患者的身体状况,尤其对于癫痫的类型诊断意义更大。②计算机体层成像(computer tomography,CT)或磁共振成像(magnetic resonance imaging,MRI):有助于检出癫痫脑部病变,尤其是继发性癫痫。

具备以上临床表现,结合起病形式、诱因、先兆症状即可诊断痫病。结合相关检查(脑电图、头颅 CT 或 MRI)可明确诊断。

(二)病期诊断

1.发作期

本次发作开始到本次发作结束通常持续数秒到数分钟。

2.休止期

本次发作结束到下次发作开始的时间。

二、病证鉴别

(一)痫病的阴痫、阳痫之间的鉴别

痫病的阳痫、阳痫之间的鉴别,见表 3-1。

表 3-1　痫病的阴痫、阳痫之间的鉴别要点

鉴别要点	阳痫	阴痫
主症特点	发病急,口吐涎沫,舌质绛红,脉弦滑数	发作时面色晦暗青灰而黄,手足清冷,双眼半开半合,舌淡,苔白腻,脉多沉迟或沉细
肢体病变	项背强直,四肢抽搐	僵卧、拘急,或抽搐发作
神志昏蒙	短暂,移动时可自行苏醒	短暂,移动时可自行苏醒
伴随症状	面色潮红、紫红,继之转为青紫或苍白,口唇青紫,牙关紧闭,两目上视	一般口不啼叫,或声音微小,也有仅见呆木无知,不闻不见,不动不语

(二)痫病与中风、厥证、痉证相鉴别

痫病需与中风、厥证、痉证相鉴别,见表 3-2。

表 3-2　痫病与中风、厥证、痉证鉴别要点

鉴别要点	痫病	厥证	痉证	中风
主症	阵发性神志异常,仆地时常口中做猪羊叫声,四肢抽搐,口吐白沫	突然昏仆,不省人事	四肢抽搐,项背强直,角弓反张	突然昏仆,不省人事,口舌㖞斜,言謇,偏身麻木
肢体病变	无	无	四肢,项背	偏瘫
神志昏蒙	短暂,移动时可自行苏醒	短暂	抽搐之后出现	常有,时间较长
伴随症状	轻度头晕,乏力等	面色苍白,四肢厥冷	发热、头痛等	头痛、眩晕

二、病机转化

痫病的病位在心、脑,与肝、脾、肾密切相关。病因为先天遗传,后天所伤;基本病机为顽痰闭阻心窍,肝经风火内动,气机逆乱,元神失控。其病理因素总以痰为主,每由风、火触动,痰瘀内阻,蒙蔽清窍而发病。以心脑神机失用为本,风、火、痰、瘀致病为标。

四、辨证论治

(一)治则治法

发作期以治标为主,着重清泻肝火,豁痰息风,开窍定痫;休止期则补虚以治其本,宜益气养血,健脾化痰,滋补肝肾,宁心安神。

(二)分证论治

风、火、痰、瘀是痫病常见的证候要素。如来势急骤,神昏猝倒,不省人事,口噤牙紧,颈项强直,四肢抽搐者,属风证。发作时口吐涎沫,气粗痰鸣,呆木无知;发作后情志错乱,幻听、幻觉、错觉,或有梦游者,属痰证。猝倒啼叫,面赤身热,口流血沫,平素或发作后大便秘结,口臭苔黄,属热证。发作时面色潮红、紫红,继则青紫,口唇发绀,或有颅脑外伤、产伤史属瘀证。临床上以2~3个证候要素组合为最多见。痫病常见风痰闭阻证、痰火扰神证、瘀阻脑络证、心脾两虚证、心肾亏虚证。

(三)临证备要

临床实践证明,本病大多是在发作后进行治疗的,治疗的目的是控制其再发作。发作期应急则治其标,采用豁痰顺气法,顽痰胶固需辛温开导,痰热胶着须化痰降火,其治疗重在风、火、痰、虚四字上。当控制本病的方药起效后不应随便更改,否则往往可导致其大发作。休止期应坚持标本并治,守法守方,持之以恒,服药3~5年后再逐步减量,方能减少发作。

虫类药物具有良好的减轻和控制发作的效果,对各类证候均可在辨证处方中加用,因此类药物入络搜风、遂瘀化痰,非草木药所能代替。药如全蝎、蜈蚣、地龙、僵蚕等。如取药研粉吞服效果更佳。

(四)其他疗法

1.中成药

(1)清心滚痰丸:清心涤痰,泻火通便。适用于痰热壅盛的癫痫。

(2)医痫丸:祛风化痰,定痫止搐。适用于各类癫痫反复发作者。

(3)安宫牛黄丸:清热解毒、镇惊开窍。适用于阳痫之发作期。

(4)柏子养心丸:补气,养血,安神。适用于心脾两虚之癫痫休止期。

(5)六味地黄丸:滋阴补肾。适用于肾阴亏虚之癫痫休止期。

2.针灸

癫痫大发作可针刺人中、百会、风池、合谷等穴,癫痫持续状态者可针刺百会、印堂、人中、内关、神门、会阴等穴。

3.静脉注射药物

(1)清开灵注射液:清热解毒,化痰通络,醒神开窍。适用于阳痫痰热壅盛证的治疗。

(2)醒脑静脉注射液:清热泻火,凉血解毒,开窍醒脑。适用于阳痫痰火扰神证的治疗。

(3)参麦注射液:益气固脱,养阴生津。适用于阴痫心脾两虚证的治疗。

(4)参附注射液:益气温阳,回阳救逆。适用于阴痫心肾亏虚证的治疗。

第五节　健　　忘

健忘是指以记忆力减退,遇事善忘为主要临床表现的一种病证,亦称"喜忘""善忘""多忘"等。

现代医学的神经衰弱、神经官能症、脑动脉硬化等疾病,出现健忘的临床表现时,可参考本节进行辨证论治。

一、病因、病机

本病多由心脾不足,肾精虚衰所致。

盖心脾主血,肾主精髓,思虑过度,伤及心脾,则阴血损耗;房事不节,精亏髓减,则脑失所养,皆能令人健忘。高年神衰,亦多因此而健忘。

故本病证以心、脾、肾虚损为主,但肝郁气滞、瘀血阻络、痰浊上扰等实证亦可引起健忘。

二、诊断要点

患者脑力衰弱,记忆力减退,遇事易忘。现代医学的神经衰弱、脑动脉硬化及部分精神心理性疾病中出现此症状者,亦可作为本病的诊断依据。

三、辨证

健忘可见虚实两大类。虚证多见于思虑过度,劳伤心脾,阴血损耗,生化乏源,脑失濡养;或房劳,久病年迈,损伤气血阴精,肾精亏虚,导致健忘。实证则见于七情所伤,久病入络,致瘀血内停,痰浊上蒙。临床以本虚标实,虚多实少,虚实兼杂者多见。

(一)心脾不足

证候:健忘失眠,心悸气短,神倦纳呆,舌淡,脉细弱。

分析:思虑过度,耗心损脾。心气虚则心悸气短;脾气虚则神倦纳呆;心血不足、血不养神则健忘失眠;舌淡、脉细为心脾两虚之征。

(二)痰浊上扰

证候:善忘嗜卧,头重胸闷,口黏,恶心呕吐,咳吐痰涎,苔腻,脉弦滑。

分析:喜食肥甘,损伤脾胃,脾失健运,痰浊内生,痰湿中阻,则胸闷,咳吐痰涎,恶心呕吐;痰浊重着黏滞,故嗜卧,口黏;痰浊上扰,清阳闭阻,故善忘;苔腻,脉弦滑为内有痰浊之象。

(三)瘀血闭阻

证候:突发健忘,心悸胸闷,伴言语迟缓,神思欠敏,表现呆钝,面唇暗红,舌质紫黯,有瘀点,脉细涩或结代。

分析:肝郁气停,瘀血内滞,脉络被阻,气血不行,血滞心胸,心悸胸闷;神识受攻,则突发健忘,神思不敏;脉络血瘀,气血不达清窍,则表现迟钝;唇暗红,舌紫黯,有瘀点,脉细涩或结代均为瘀血闭阻之象。

(四)肾精亏耗

证候:遇事善忘,精神恍惚,形体疲惫,腰酸腿软,头晕耳鸣,遗精早泄,五心烦热,舌红,脉细数。

分析:年老精衰,大病,纵欲致肾精暗耗,髓海空虚,则遇事善忘,精神恍惚;精衰则血少,上不达头,则头晕耳鸣;下不荣体,则形体疲惫;肾虚则腰酸腿软;精亏则遗精早泄;五心烦热,舌红,脉细数均为肾之阴精不足之象。

四、治疗

本病以本虚标实,虚多实少,虚实夹杂者多见。治疗当以补虚泻实,以补益为主。

(一)中药治疗

1.心脾不足

治法:补益心脾。

处方:归脾汤加减。

本方具有补益心脾作用,用于心脾不足引起的健忘。方中人参、炙黄芪、白术、生甘草补脾益气;当归身、龙眼肉养血和营;茯神、远志、酸枣仁养心安神;木香调气,使补而不滞。

2.痰浊上扰

治法:降逆化痰,开窍解郁。

处方:温胆汤加减。

方中半夏、苍术、竹茹、枳实化痰泄浊;白术、茯苓、甘草健脾益气;加菖蒲、郁金开窍解郁。

3.瘀血痹阻

治法:活血化瘀。

处方:血府逐瘀汤加减。

方中桃仁、红花、当归、生地黄、赤芍、牛膝、川芎化瘀养血活血;柴胡、枳壳、桔梗行气以助血行;甘草益气扶正。

4.肾精亏耗

治法:补肾益精。

处方:河车大造丸加减。

方中紫河车大补精血;熟地黄、杜仲、龟甲、牛膝益精补髓;天门冬、麦门冬滋补阴液;人参益气生津;黄柏清相火。加菖蒲开窍醒脑;酸枣仁、五味子养心安神。

(二)针灸治疗

1.基本处方

四神聪透百会,神门,三阴交。

四神聪透百会,穴在巅顶,百会属督脉,督脉入络脑,针用透刺法,补脑益髓,养神开窍;神门为心之原穴,三阴交为足三阴经交会穴,二穴相配,补心安神,以助记忆。

2.加减运用

(1)心脾不足证:加心俞、脾俞、足三里以补脾益心。诸穴针用补法。

(2)痰浊上扰证:加丰隆、阴陵泉以蠲饮化痰,针用半补平泻法。余穴针用补法。

(3)瘀血闭阻证:加合谷、血海以活血化瘀,针用平补平泻法。余穴针用补法。

(4)肾精亏耗证:加心俞、肾俞、太溪、悬钟以填精益髓。诸穴针用补法。

(三)其他针灸疗法

1.耳针疗法

取心、脾、肾、神门、交感、皮质下,每次取2～3穴,中等刺激,留针20～30分钟,隔天1次,10次为1个疗程;或用王不留行籽贴压,每隔3～4天更换1次,每天按压数次。

2.头针疗法

取顶颞后斜线、顶中线、颞后线、额旁1线、额旁2线、额旁3线、枕上旁线,平刺进针后,快速捻转,120～200次/分,留针15～30分钟,间歇运针2～3次,每天1次,10～15次为1个疗程。

3.皮肤针疗法

取胸部夹脊穴,用梅花针由上至下叩刺,轻中度刺激,每天或隔天1次,10次为1个疗程。

五、转归预后

针刺和中药治疗本病有较好的疗效,如配合心理治疗则效果更佳。对老年人之健忘,疗效一般。本节所述健忘是指后天失养,脑力渐至衰弱者。先天不足,生性愚钝的健忘不属于此范围。

第四章

肺 系 病 证

第一节 感 冒

一、临床诊断

（1）初起以鼻咽和卫表症状为主。先见鼻咽不适、鼻塞、流清涕、打喷嚏、头痛、恶风等。继而恶寒发热、咳嗽、咽痛、肢节酸重不适等。部分患者病及脾胃，而表现为胸脘痞闷、恶心、呕吐、食欲减退、大便稀溏等症。

（2）病程较短，一般3～7天可愈，普通感冒一般不传变，时行感冒则可传变入里，或变生他病。

（3）四时皆可发病，以冬、春季多见。

本病通常可做血白细胞计数及分类检查，胸部X线检查。部分患者可见白细胞总数降低。有咳嗽、痰多等呼吸道症状者，胸部X线检查可见肺纹理增粗。

二、病证鉴别

（一）感冒与温病相鉴别

普通感冒需要与温病，尤其是温病的早期相鉴别。温病每多有类似普通感冒的症状，风温初起，更与风热感冒相似。一般说来，普通感冒发热多不高，或不发热，以解表宣肺之药即可汗出热退身凉，多不传变；而温病则见高热、壮热，传变迅速，由卫而气，入营入血，甚者谵妄、神昏、惊厥等。温病有明显的季节性，而普通感冒则四季均发。

（二）感冒与时行感冒相鉴别

普通感冒病情较轻，全身症状不重，一般不传变；在气候变化时发病率可以

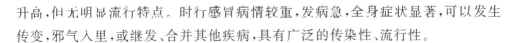

升高,但尤明显流行特点。时行感冒病情较重,发病急,全身症状显著,可以发生传变,邪气入里,或继发、合并其他疾病,具有广泛的传染性、流行性。

三、病机转化

感冒的病位在肺卫,而主要在卫表。风性轻扬,即"伤于风者,上先受之",肺为五脏之华盖,居胸中,属上焦,主气司呼吸,开窍于鼻,主宣发肃降,外合皮毛,职司卫外,且为娇脏,不耐邪扰。卫外功能减弱,外邪从口鼻或皮毛入侵,肺卫首当其冲,卫阳被遏,营卫失和,正邪相争则恶寒发热、头痛、身痛,肺失宣肃则鼻塞、流涕、咳嗽、咽痛。由于感受四时之气的不同及禀赋素质的差异,故临床证候有风寒、风热及夹湿、夹暑、夹燥、夹虚的不同,在病程中又可见寒与热的转化与错杂。

四、辨证论治

(一)治则治法

感冒的病位在卫表肺系,治疗应因势利导,从表而解,遵《素问·阴阳应象大论》"其在皮者,汗而发之"之义,采用解表达邪的治疗原则。风寒治以辛温解表;风热治以辛凉解表;暑湿当清暑祛湿解表;夹湿化燥者,又当随证加减;病有入里之趋势或兼里证者,又应表里双解;时行感冒多属风热重证,除辛凉解表之外,还当佐以清热解毒之品;虚人感冒,应识气、血、阴、阳虚之别,即用益气解表、养血解表、滋阴解表、温阳解表,扶正祛邪兼顾。总之,感冒的治疗以解表为法,但不宜发散太过,耗伤津液。除体虚感冒外,不宜早进补益造成留邪。体虚感冒还应标本兼顾,尤不宜单用发汗,重伤肺气。

(二)分证论治

根据病情、病邪性质、禀赋体质,有风寒、风热、暑湿和体虚感冒之别。

(三)临证备要

感冒的治疗,一般不宜表散太过,亦不可补益太早,以免留邪;对体虚者,宜扶正固本,兼解风邪,不宜专行发散,重伤肺气。若风寒误用辛凉,汗不易出,病邪难以外达,反致不能速解,甚则发生变证;风热误用辛温,助热燥液动血,或引起传变。除虚体感冒可兼扶正补虚外,一般均忌用补敛之品,以免留邪。

汤剂煮沸后10~15分钟即可,过煮则降低药效。趁温热服,服后避风覆被取汗,或进热粥、米汤以助药力。得汗、脉静、身凉为病邪外达之象,无汗是邪尚未祛。出汗后尤应避风,以防复感。

(四)其他疗法

1.中成药

(1)感冒清热颗粒:疏风散寒,解表清热。适用于风寒感冒。

(2)九味羌活丸:解表、散寒、除湿。适用于感冒外感风寒夹湿证。

(3)银翘解毒丸:辛凉解表,清热解毒。适用于风热感冒。

(4)双黄连口服液:疏风解表,清热解毒。适用于风热感冒。

(5)藿香正气丸:解表化湿,理气和中。适用于暑湿感冒。

2.针灸推拿

(1)针灸。①风寒证:取穴大椎、风池、风门、列缺、合谷,毫针刺,用泻法,每天一次,每次留针 20～30 分钟。风池、风门采用艾灸,每穴艾条悬灸15分钟。②风热证:取穴大椎、曲池、外关、合谷、印堂、太阳,毫针刺,用泻法,每天一次,每次留针 20～30 分钟。

(2)推拿。①风寒证:按揉印堂、太阳、迎香,分抹前额,拿按合谷、外关,以人体出汗为度,然后用力拿捏风池、肩井,依次按揉中府、风门、风池、肺俞(每穴操作时间为1～2分钟),接着再按揉上背部1～2分钟,最后拿捏手太阴肺经和手阳明大肠经1～2遍。②风热证:按揉印堂、太阳、迎香,分抹前额,然后从肩部沿手阳明大肠经和手太阴肺经向手指末端拿揉1～2遍,重点按揉曲池、尺泽、外关、合谷、鱼际,拿揉风池,再着力按揉中府、天突、膻中,拿捏肩井,按摩上背部1～2分钟,并点按大椎、肺俞(每穴操作时间为1～2分钟),拍打上背至两肩5遍,并沿督脉和膀胱经从上背部向腰部拍打5遍。

3.单验方

(1)带须葱白、生姜、橘皮,加红糖适量,水煎热服,每天1剂,治风寒感冒。

(2)大青叶、鸭跖草、桔梗、生甘草,水煎服,每天1剂,治风热感冒。

第二节 咳 嗽

一、临床诊断

(1)临床以咳嗽、咳痰为主要表现。其中,有声无痰为咳,有痰无声为嗽,一般多以痰声并见,难以截然分开,故以咳嗽并称。咳嗽既是具有独立性的病证,又是肺系多种疾病的一个症状。

（2）临床应询查病史的新久，起病的缓急，是否兼有表证，判断外感和内伤。外感咳嗽，起病急，病程短，常伴恶寒发热等肺卫表证；内伤咳嗽，常反复发作，病程长，迁延不已，常兼他脏病证。

（3）外感咳嗽常见于上呼吸道感染、急性支气管炎、肺炎等；内伤咳嗽常见于慢性支气管炎、慢性阻塞性肺疾病、肺结核、肺源性心脏病、肺癌等；临床可结合病史、症状、体征做相关检查，如血常规、胸部X线、痰培养、胸部CT等，以帮助诊断。

二、病证鉴别

（一）痰量

咳而少痰为燥热、气火、阴虚；痰多为湿痰、痰热、虚寒。

（二）痰色、质

痰白、稀薄属风、属寒；痰黄而稠属热；痰白质黏属阴虚、燥热；痰白清稀、呈泡沫状属虚、属寒；咯吐血痰属肺热、阴虚；脓血相间属痰热蕴结成痈；咯吐粉红色泡沫样痰，咳而气喘，呼吸困难为心肺阳虚，气不主血。

（三）痰味

咳痰有热腥味，或腥臭属痰热；味甜属痰湿；味咸属肾虚。

三、病机转化

咳嗽的病位主脏在肺，与肝、脾有关，久则及肾。主要病机是邪犯于肺，肺气上逆。外感咳嗽属于邪实，为六淫外邪犯肺，肺气壅遏不畅所致。内伤咳嗽，病理因素主要为"痰""火"，而痰有寒热之别，火有虚实之分。外感咳嗽与内伤咳嗽可互相为病。

四、辨证论治

（一）治则治法

咳嗽的治疗当分清邪正虚实。外感咳嗽，多为实证，应祛邪利肺，按病邪性质分风寒、风热、风燥论治。内伤咳嗽，多属邪实正虚，标实为主者，治以祛邪止咳；本虚为主者，治以扶正补虚。并按标本虚实的主次酌情兼顾。同时还应从整体出发，注意治脾、治肝、治肾等。

（二）分证论治

外感咳嗽多为新病、实证，病位轻浅，常见风寒袭肺、风热犯肺、风燥伤肺等证;内伤咳嗽多为邪实正虚,以邪实偏重者多见痰湿蕴肺、痰热郁肺、肝火犯肺等,以正虚偏重者多见于肺阴亏耗证等。

(三)临证备要

1.根据不同病因对症治疗

注意审证求因,切勿见咳止咳,临证须按不同的病因分别处理。外感咳嗽用药宜轻扬,因势利导,忌用敛肺、收涩的镇咳药。发生证候演变转化者应随证变法。内伤咳嗽忌用宣肺散邪法,应妥善处理好邪实与正虚之间的关系,做到祛邪不伤正,扶正不留邪。注意外感咳嗽与内伤咳嗽的关系,两者常可相互转化,外感咳嗽应彻底治疗,以杜其迁延转化;内伤咳嗽应权衡标本的主次缓急,或先后分治,或标本兼顾。咳嗽的轻重程度并不一定是病情轻重的反映,某些情况下,因正虚不能祛邪外达,咳虽轻微,但病情却重,应加以警惕。

2.病有治上、治中、治下的区分

(1)治上者:指治肺,主要是温宣、清肃两法,是直接针对咳嗽主病之脏施治。

(2)治中者:指治脾,即健脾化痰和补脾养肺等法。健脾化痰法适用于痰湿偏盛,标实为主,咳嗽痰多者;补脾养肺法适用于脾虚肺弱,脾肺两虚,咳嗽,神疲食少者。

(3)治下者:指治肾,咳嗽日久,咳而气短,则可考虑用治肾(益肾)的方法。总之,治脾、治肾是通过治疗他脏以达到治肺目的的整体疗法。

(四)其他疗法

1.中成药

(1)通宣理肺丸:解表散寒,宣肺止嗽。适用于风寒束表证。

(2)百合固金丸:养阴润肺,化痰止咳。适用于肺肾阴虚证。

(3)羚羊清肺丸:清肺利咽,清瘟止嗽。适用于肺胃热盛证。

(4)止咳橘红丸:清肺润燥,止嗽化痰。适用于肺热燥咳证。

2.针灸推拿

(1)外感咳嗽。①主穴:列缺、肺俞、合谷。②配穴:风寒加风门;风热加大椎;咽喉痛加少商放血。

(2)内伤咳嗽。①主穴:太渊、三阴交、肺俞。②配穴:痰多配丰隆、阴陵泉;肝火灼肺加行间;肺阴亏虚加膏肓;咯血加孔最。外感咳嗽宜浅刺,用泻法;内伤咳嗽用平补平泻,并可配合灸法。

3.贴敷疗法

选肺俞、定喘、风门、膻中、丰隆,用白附子16%、洋金花48%、川椒33%、樟脑3%制成粉剂。将药粉少许置穴位上,用胶布贴敷,每3~4天更换一次,最好在三伏天应用。

第三节 哮 病

一、临床诊断

(1)呈反复发作性。常因气候突变、饮食不当、情志失调、劳累等因素诱发,起病急骤。发作前多有鼻痒、打喷嚏、咳嗽、胸闷等先兆。发作时喉中有明显哮鸣音,呼吸困难,不能平卧,甚至面色苍白,唇甲青紫,约数分钟、数小时后缓解。严重者持续难平,可出现喘脱危象。

(2)平时如常人,或稍感疲劳、食欲缺乏、痰多。

(3)多与先天禀赋有关,有过敏史或家族史。

(4)两肺可闻及哮鸣音,或伴湿性啰音。

血常规、肺功能、X线、CT、血气分析等检查有助于诊断。

二、病证鉴别

哮病需与喘证、支饮相鉴别,见表4-1。

表 4-1 哮病与喘证、支饮鉴别要点

鉴别要点	哮病	喘证	支饮
起病特点	常由气候突变,饮食不当,情志失调,劳累等诱发,间歇发作,突然起病,迅速缓解	多有慢性咳嗽,哮病,肺结核,心悸等病史,每遇外感及劳累而诱发	多由慢性咳嗽经久不愈,逐渐加重而成咳喘,病情时轻时重,发作与间歇的界限不清
基本病机	宿痰伏肺,遇诱因引触,痰阻气道,气道挛急,肺失宣降,肺气上逆	肺失宣降,肺气上逆,或肺肾出纳失常而致肺气壅塞	三焦气化失常,水液在体内运化输布失常,停积于胸肺
主症	发时喉中哮鸣有声,胸闷,呼吸急促困难,甚至喘息不能平卧,轻度咳嗽或不咳	呼吸困难,甚至张口抬肩、鼻翼翕动、不能平卧	咳逆喘息,痰白量多
体征	肺部听诊可闻及哮鸣音,或伴有湿啰音	两肺可闻及干、湿性啰音	两肺可闻及干、湿性啰音

三、病机转化

哮病的病位主要在肺,涉及脾肾。其病理因素以痰为主,哮病发作时的基本病理变化为内伏之痰,遇感引动,痰随气升,气因痰阻,相互搏结,壅塞气道,肺气宣降失常,气道挛急狭窄,通畅不利,而致哮鸣如吼,咳痰喘促。常见发病诱因有外邪、情志、饮食、劳累等,其中尤以气候变化为主。发作时以邪实为主,由于体质差异及诱因不同,证候有寒热虚实之分。若病因于寒,或素体阳虚,痰从寒化,则发为冷哮;若病因于热,或素体阳盛,痰从热化,则发为热哮;如痰热内郁,风寒外束引起发作者,则表现为外寒内热的寒包热哮;痰浊伏肺,肺气壅实,风邪触发者则表现为风痰哮;发作迁延不愈,正气耗伤,可表现为虚哮。

四、辨证论治

(一)治则治法

朱丹溪有"未发以扶正气为主,既发以攻邪气为急"之旨,以"发时治标,平时治本"为基本原则。发时攻邪治标,祛痰利气。寒痰宜温化宣肺;热痰当清化肃肺;寒热错杂者,清温并施;表证明显时兼以解表;属风痰为患宜祛风涤痰;反复发作,正虚邪实者,又当兼以扶正;若发生喘脱危候,当急予扶正救脱。平时应扶正治本,根据脏腑不同,或补肺,或健脾,或益肾,以减轻、减少或控制其发作。

(二)分证论治

哮病首辨虚实。急性发作以邪实为主,当分寒、热、寒包热、风痰、虚哮之不同;缓解期以正虚为主,应辨阴阳之偏虚。寒哮以喉中哮鸣,痰色白而多泡沫,舌苔白滑,脉弦紧或浮紧为特征;热哮以喉中痰鸣如吼,咳痰色黄或白,黏浊稠厚,舌红苔黄腻,脉弦滑或滑数为特征;寒包热哮以喉中哮鸣,发热恶寒,舌红苔白黄,脉弦紧为特征;风痰哮以喉中痰涎壅盛,声如拽锯,喘急胸满,舌苔厚浊,脉滑实为特征;虚哮以喉中哮鸣如鼾,声低,气短息促,脉沉细或细数为特征;肺脾气虚证以气短声低,喉中时有轻度哮鸣,苔薄腻或白滑,脉象细弱为特征;肺肾两虚证以短气息促,动则为甚,吸气不利为特征。

(三)临证备要

酌情使用祛风法,哮病具有起病急、变化快等风邪"善行而数变"的特征,故治疗可酌情使用祛风解痉,除用麻黄、防风等草本药物外,可选择虫类药,搜风解痉,活血化瘀,如地龙、僵蚕、蝉蜕、全蝎、蜈蚣等。

久病多邪实正虚错杂,哮病发作期虽以邪实为多,也有正虚;缓解期常以正虚为主,但有痰饮留伏,因此对十哮病的治疗,发时治标当顾本,适时益气健脾益肾,平时扶正当顾标,不忘降气化痰祛瘀。对于大发作有喘脱倾向者,更应重视回阳救脱,急固其本,而不能拘泥于"发时治标"之说,错失救治良机。

平时重视治本,区别肺、脾、肾的主次,在抓住重点的基础上,适当兼顾。其中尤以补肾最为重要,因肾为先天之本、五脏之根,精气充足则根本得固。补肺可加强卫外功能,防止外邪入侵;补脾可杜生痰之源。因此治本可减轻、减少哮病发作。

(四)常见变证的治疗

1.肺痿

如咳吐浊唾涎沫,质较黏稠,或咳痰带血,咳声不扬,甚则音嗄,气急喘促,口渴咽燥,午后潮热,形体消瘦,皮毛干枯,舌红而干,脉虚数。可用麦门冬汤合清燥救肺汤以滋阴清热,润肺生津。如咯吐涎沫,清稀量多,不渴,短气不足以息,头眩,神疲乏力,食少,形寒,小便数或遗尿,舌质淡,脉虚弱。可用甘草干姜汤温肺益气。

2.肺胀

如神志恍惚,表情淡漠,嗜睡;或烦躁不安,谵妄,撮空理线;或昏迷;或肢体运动,抽搐,咳逆喘促,咳痰黏稠或黄黏不爽;或伴痰鸣,舌质淡或红,苔白腻或黄腻,脉细滑数。可用涤痰汤涤痰、息风、开窍。痰热闭窍,加安宫牛黄丸清热解毒,清心开窍;伴肝风内动,肢体运动抽搐,用紫雪丹。

3.喘脱

若长期反复发作或哮喘持续不能缓解,可发生喘脱危证。症见气息短促,张口抬肩,喘息鼻翕,烦躁,昏蒙,口唇、颜面发绀,大汗淋漓,四肢厥冷,舌黯,脉微欲绝。治当扶正固脱。方用回阳救急汤合生脉散加减。

4.内闭外脱

实邪内闭,而正虚欲脱,症见咳嗽气喘,胸闷如塞,二便不通,面、口唇及指端发绀明显,肢厥,冷汗淋漓,脉微欲绝。治当泻肺除壅、扶正固脱。方用蠲哮汤、回阳救急汤合生脉散加减。

(五)其他疗法

1.中成药

(1)蠲哮片:泻肺除壅,涤痰祛痰、利气平喘。适用于以气喘痰壅瘀滞为主要表现的哮病实证。

（2）桂龙咳喘宁胶囊：止咳化痰，降气平喘。适用于寒哮及风痰哮。

（3）喘可治注射液：温阳补肾，平喘止咳。适用于哮病属肾阳虚证。

2.针灸

实证可针刺大椎、肺俞、定喘、丰隆、天突等穴；虚证宜灸大椎、命门、肺俞、脾俞、肾俞、三阴交、足三里等。

3.贴敷法

贴敷法对于减少哮病的发作次数疗效确切。常用白芥子、延胡索、甘遂、细辛按一定比例和匀，用生姜汁、甘油按一定比例和匀，在夏至和冬至开始，在大椎、双侧肺俞、心俞、膏肓穴敷贴，每隔10天一敷贴，共6次，以局部皮肤有烧灼感为宜。

第四节　肺　　胀

一、临床诊断

（1）典型临床表现为喘息气促、咳嗽、咯痰、胸部膨满、憋闷如塞等。

（2）病程缠绵，时轻时重，病久可见面色、唇甲青紫，心悸，脘腹胀满，肢体水肿，胸腔积液，腹水，甚至喘脱等危重证候。严重者可见昏迷、抽搐或出血等症。

（3）有慢性肺系疾病病史及反复发作史。常有诱发因素，如外感、过劳、郁怒等。

肺部体格检查、胸部X线或CT检查、肺功能检查、心电图检查、超声心动图检查、血气分析等有助于诊断。

二、病证鉴别

肺胀与哮病、喘病均以咳逆上气，喘满为主症，有其类似之处，其区别如下。

（一）哮病

哮病是一种发作性的痰鸣气喘疾病，常突然发病，迅速缓解，且以夜间发作多见。肺胀是包括哮病在内的多种慢性肺系疾病后期转归而成，每次因外感诱发而逐渐加重，经治疗后逐渐缓解，发作时痰瘀阻痹的症状较明显，两病有显著的不同。

（二）喘病

喘病是以呼吸困难为主要表现，可见于多种急、慢性疾病的过程中，常为某些疾病的重要主症和治疗的重点。但肺胀由多种慢性肺系疾病迁延不愈发展而来，喘咳上气，仅是肺胀的一个症状。

三、病机转化

久病肺虚是肺胀主要病因，也是发病的基础。感受外邪诱使本病发作，病情日益加重。病变首先在肺，继则影响脾、肾，后期病及于心。病理因素主要为痰浊、水饮与血瘀互为影响，兼见同病。但一般早期以痰浊为主，渐而痰瘀并见，终致痰浊、血瘀、水饮错杂为患。病理性质多属标实本虚，但有偏实、偏虚的不同，且多以标实为急。外感诱发时则偏于邪实，平时偏于本虚。

四、辨证论治

（一）治则治法

治疗当根据感邪时偏于标实，平时偏于本虚的不同，选用扶正与祛邪的不同治则。标实者，根据病邪的性质，分别采取祛邪宣肺（辛温、辛凉），降气化痰（温化、清化），温阳利水（通阳、淡渗），活血祛瘀，甚或开窍、息风、止血等法，或酌情数法兼用。本虚者，当以补养心肺、益肾健脾为主，或气阴兼调，或阴阳兼顾。正气欲脱时则应扶正固脱，救阴回阳。虚实夹杂者，应扶正与祛邪共施，根据标本缓急，扶正与祛邪当有所侧重。

（二）分证论治

外寒里饮证以咳逆喘满不得卧，气短气急，咯痰白稀量多，呈泡沫状，舌苔白滑，脉浮紧为特征；痰浊阻肺证以胸满，咳嗽痰多，色白黏腻或呈泡沫，短气喘息，舌质淡或淡胖，苔薄腻或浊腻，脉滑为特征；痰热郁肺证以咳逆喘息气粗，胸满，咯痰黄或白，黏稠难咯，舌红，苔黄腻，脉滑数为特征；痰蒙神窍证以神志恍惚，谵妄，烦躁不安，嗜睡，甚则昏迷，苔白腻或黄腻，舌质暗红或淡黄，脉细滑数为特征；肺肾气虚证以呼吸浅短难续，声低气怯，甚则张口抬肩，倚息不能平卧，咳嗽，痰白如沫，胸闷心慌，舌淡或黯紫，脉沉细数无力，或有结代为特征；阳虚水泛证以喘咳不能平卧，咯痰清稀，胸满气憋，苔白滑，舌胖质黯，脉沉细为特征。

1.外寒里饮证

（1）证候：咳逆喘满不得卧，气短气急，咳痰白稀，呈泡沫状，胸部膨满，恶寒，周身酸楚，或有口干不欲饮，面色青黯，舌体胖大，舌质暗淡，舌苔白滑，脉浮紧。

（2）治则：温肺散寒，降逆涤痰。

（3）主方：小青龙汤。

（4）方药：麻黄、桂枝、干姜、细辛、半夏、甘草、白芍、五味子。

若咳而上气，喉中如有水鸡声，表寒不著者，可用射干麻黄汤。若饮郁化热，烦躁而喘，脉浮，用小青龙加石膏汤兼清郁热。

2.痰热郁肺证

（1）证候：咳逆喘息气粗，痰黄或白，黏稠难咯，胸满烦躁，目胀睛突，或发热汗出，或微恶寒，溲黄便干，口渴欲饮，舌质暗红，苔黄或黄腻，脉滑数。

（2）治则：清肺泄热，降逆平喘。

（3）主方：越婢加半夏汤。

（4）方药：麻黄、石膏、半夏、生姜、甘草、大枣。

若痰热内盛，痰胶黏不易咯出，加鱼腥草、黄芩、瓜蒌皮、贝母、海蛤粉；痰热内盛亦可用桑白皮汤。痰热壅结，便秘腹满者，加大黄、风化硝。痰鸣喘息，不能平卧者，加射干、葶苈子。若痰热伤津，口干舌燥，加花粉、知母、麦冬。

3.痰浊阻肺证

（1）证候：咳嗽痰多，色白或呈泡沫，喉间痰鸣，喘息不能平卧，胸部膨满，憋闷如塞，面色灰白而暗，唇甲发绀，舌质暗或紫，舌下瘀筋增粗，苔腻或浊腻，脉弦滑。

（2）治则：涤痰祛瘀，泻肺平喘。

（3）主方：葶苈大枣泻肺汤合桂枝茯苓丸。

（4）方药：葶苈子、大枣、桂枝、茯苓、丹皮、赤芍。

痰多可加三子养亲汤化痰下气平喘。本证亦可用苏子降气汤加红花、丹参等。若腑气不利，大便不畅者，加大黄、厚朴。

4.痰蒙神窍证

（1）证候：咳逆喘促日重，咳痰不爽，表情淡漠，嗜睡，甚或意识蒙眬、谵妄、烦躁不安，入夜尤甚，昏迷，撮空理线，或肢体困动、抽搐，舌质暗红或淡紫，或紫绛，苔白腻或黄腻，脉细滑数。

（2）治则：涤痰开窍。

（3）主方：涤痰汤合安宫牛黄丸或至宝丹。

（4）方药：半夏、茯苓、甘草、竹茹、胆南星、橘红、枳实、菖蒲、人参。加安宫牛黄丸或至宝丹清心开窍。

若舌苔白腻而有寒象者，以制南星易胆南星，开窍可用苏合香丸。若痰热内盛,身热,烦躁,谵语,神昏,舌红苔黄者,加黄芩、桑白皮、葶苈子、天竺黄、竹沥。热结大肠,腑气不通者,加大黄、风化硝,或用凉膈散或增液承气汤。若痰热引动肝风而有抽搐者,加钩藤、全蝎、羚羊角粉。唇甲发绀,瘀血明者,加红花、桃仁、水蛭。如热伤血络,见皮肤黏膜出血、咯血、便血色鲜者,配清热凉血止血药,如水牛角、生地、丹皮、紫珠草、生大黄等;如血色晦暗,肢冷,舌淡胖,脉沉微,为阳虚不统,气不摄血者,配温经摄血药,如炮姜、侧柏炭、童便或黄土汤、柏叶汤。

5.肺肾气虚证

(1)证候:呼吸浅短难续,咳声低怯,胸满短气,甚则张口抬肩,倚息不能平卧,咳嗽,痰如白沫,咯吐不利,心慌,形寒汗出,面色晦暗,舌淡或紫黯,苔白润,脉沉细无力。

(2)治则:补肺纳肾,降气平喘。

(3)主方:补虚汤合参蛤散。

(4)方药:人参、黄芪、茯苓、甘草、蛤蚧、五味子、干姜、半夏、厚朴、陈皮。还可加桃仁、川芎、水蛭。

若肺虚有寒,怕冷,舌质淡,加桂枝、细辛。兼阴伤,低热,舌红苔少,加麦冬、玉竹、知母;如见面色苍白,冷汗淋漓,四肢厥冷,血压下降,脉微欲绝等喘脱危象者,急加参附汤送服蛤蚧粉或黑锡丹。另参附、生脉、参麦、参附青注射液也可酌情选用。

6.阳虚水泛证

(1)证候:面浮,下肢肿,甚或一身悉肿,脘痞腹胀,或腹满有水,尿少,心悸,喘咳不能平卧,咳痰清稀;怕冷,面唇青紫,舌胖质黯,苔白滑,脉沉虚数或结代。

(2)治则:温阳化饮利水。

(3)主方:真武汤合五苓散。

(4)方药:附子、桂枝、茯苓、白术、猪苓、泽泻、生姜、白芍,还可加红花、赤芍、泽兰、益母草、北五加皮。

水肿势剧,上渍心肺,心悸喘满,倚息不得卧,咳吐白色泡沫痰涎者,加沉香、牵牛子、椒目、葶苈子。

(三)临证备要

祛瘀是肺胀的重要治法,痰瘀互结是肺胀的基本病理,临床各种实证、虚证的不同证候都存在瘀血病理,在本病的治疗中,合理地使用活血化瘀法对提高本病的临床疗效具有重要意义。

温阳利水适可而止,温阳利水是阳虚水泛证的首要治法,但利水要适度,过度利水则有损伤正气之虞,利水之后应以补益肺肾为主。

痰蒙神窍紧急开闭防脱,临证常用的"三宝"是本证的常用药物,开闭应及早进行,但要顾及正气,如正气虚弱明显,则不能一味开窍,可于汤药中加人参或加服独参汤防止外脱。

(四)常见变证的治疗

1.抽搐

肝火夹痰上扰,气逆痰升,肝风内动则发生肢颤、抽搐,可用紫雪丹,加用钩藤、全蝎、羚羊角粉凉肝开窍息风。

2.昏迷

由于痰浊、水饮、瘀血内阻,肺、脾、肾虚弱,脏腑功能失调,机体防御功能低下,故易复感外邪,诱使病情发作和加剧。正虚感邪,痰浊或痰热蒙蔽心窍,心神失主,则意识蒙眬、嗜睡甚至昏迷,可用至宝丹芳香辟秽、安宫牛黄丸清热解毒、清心开窍。

3.血证

热迫血行,则动血而致出血,配水牛角、生地黄、牡丹皮、紫珠草,或合用犀角地黄汤清热凉血止血。

4.喘脱

病情进一步发展可出现气喘加重、肢冷、汗出、脉微弱等元阳欲脱现象,应急用参附汤加沉香、紫石英、五味子等送服参蛤散补气纳肾,回阳固脱。

(五)其他疗法

1.中成药

(1)痰热清注射液:清热、化痰、解毒。适用于肺胀痰热郁肺证。

(2)参附注射液:回阳救逆,益气固脱。适用于肺胀之喘脱证。

(3)金匮肾气丸:温补肾阳,化气行水。适用于肺胀肺肾气虚证。

(4)金水宝胶囊:补益肺肾、秘精益气。适用于肺胀肺肾两虚证。

2.针灸

根据不同证候选择热敏灸、雷火灸等,辨证取穴或循经取穴,如肺脾气虚证配气海、丰隆,肺肾气虚证配太溪等。

3.益肺灸

益肺灸(督灸)是在督脉的脊柱段上施以隔药灸来治疗疾病的特色疗法,汇集督脉、益肺灸粉、生姜泥和艾灸的治疗作用;每月1～2次,3～6次为1个疗程。

4.穴位贴敷

由白芥子、延胡索、甘遂、细辛等磨成粉,姜汁调敷。选取膻中、肺俞、脾俞、肾俞、膏肓,或辨证选穴。穴位贴敷夏至和冬至每10天1次,共6次,视患者皮肤敏感性和反应情况对贴敷次数进行调整。

5.穴位注射

可选曲池穴、足三里、尺泽、丰隆穴,或者辨证取穴注射卡介苗多糖核酸注射液,每穴0.5 mL,3天1次,7次为1个疗程。

6.穴位埋线法

根据不同证候辨证选穴,15天1次,3次为1个疗程。

7.拔罐疗法

选择背部太阳经及肺经,辨证取穴,运用闪罐、走罐、留罐等多种手法进行治疗,每周2次。

8.冬令膏方

辨证选用不同的补益方药。

9.酌情对症治疗

根据病情可选择中药离子导入、电针疗法、沐足疗法、砭石疗法、经络刺激疗法等。经络刺激法可选用数码经络导平治疗仪、针刺手法针疗仪等设备。

10.康复训练

采用肺康复训练技术,如呼吸操、缩唇呼吸、肢体锻炼等,或选用中医传统气功、导引等方法进行训练。

第五章

脾胃系病证

第一节 痞 满

痞满是指以自觉心下痞塞,胸膈胀满,触之无形,按之柔软,压之无痛为主要症状的病证。按部位痞满可分为胸痞、心下痞等。心下痞即胃脘部。本节主要讨论以胃脘部出现上述症状的痞满,又可称胃痞。

一、病因、病机

感受外邪、内伤饮食、情志失调等可引起中焦气机不利,脾胃升降失职而发生痞满。

(一)病因

1.感受外邪

外感六淫,表邪入里,或误下伤中,邪气乘虚内陷,结于胃脘,阻塞中焦气机,升降失司,遂成痞满。

2.内伤饮食

暴饮暴食,或恣食生冷,或过食肥甘,或嗜酒无度,损伤脾胃,纳运无力,食滞内停,痰湿阻中,气机被阻,而生痞满。

3.情志失调

抑郁恼怒,情志不遂,肝气郁滞,失于疏泄,横逆乘脾犯胃,脾胃升降失常,或忧思伤脾,脾气受损,运化不力,胃腑失和,气机不畅,发为痞满。

(二)病机

脾胃同居中焦,脾主运化,胃主受纳,共司饮食水谷的消化、吸收与输布。脾主升清,胃主降浊,清升浊降则气机调畅。肝主疏泄,调节脾胃气机。肝气条达,则脾升胃降,气机顺畅。上述病因均可影响到胃,并涉及脾、肝,使中焦气机不利,脾胃升降失职,而发痞满。

痞满初期,多为实证,因外邪入里,食滞内停,痰湿中阻等诸邪干胃,导致脾胃运纳失职,清阳不升,浊阴不降,中焦气机阻滞,升降失司出现痞满;如外感湿热、客寒,或食滞、痰湿停留日久,均可困阻脾胃而成痞;肝郁气滞,横逆犯脾,亦可致气机郁滞之痞满。实痞日久,可由实转虚,正气日渐消耗,损伤脾胃,或素体脾胃虚弱,而致中焦运化无力;湿热之邪或肝胃郁热日久伤阴,阴津伤则胃失濡养,和降失司而成虚痞。因痞满常与脾虚不运、升降无力有关,脾胃虚弱,易招致病邪内侵,形成虚实夹杂、寒热错杂之证。此外,痞满日久不愈,气血运行不畅,脉络瘀滞,血络损伤,可见吐血、黑便,亦可产生胃痛或积聚、噎膈等变证。

总之,痞满的基本病位在胃,与肝、脾的关系密切。中焦气机不利,脾胃升降失职为导致本病发生的病机关键。病理性质不外虚实两端,实即实邪内阻(食积、痰湿、外邪、气滞等),虚为脾胃虚弱(气虚或阴虚),虚实夹杂则两者兼而有之。因邪实多与中虚不运,升降无力有关,而中焦转运无力,最易招致病邪的内阻。

二、诊断要点

(一)诊断依据

(1)临床以胃脘痞塞,满闷不舒为主症,并有按之柔软,压之不痛,望无胀形的特点。

(2)发病缓慢,时轻时重,反复发作,病程漫长。

(3)多由饮食、情志、起居、寒温等因素诱发。

(二)相关检查

电子胃镜或纤维胃镜可诊断慢性胃炎并排除溃疡病、胃肿瘤等,病理组织活检可确定慢性胃炎的类型以及是否有肠上皮化生、异型增生,X线钡餐检查也可以协助诊断慢性胃炎、胃下垂等,胃肠动力检测(如胃肠测压、胃排空试验、胃电图等)可协助诊断胃动力障碍、紊乱等,幽门螺杆菌(Hp)相关检测可查是否为Hp感染,B超、CT检查可鉴别肝胆疾病及腹水等。

三、病证鉴别

(一)痞满与胃痛

两者病位同在胃脘部,且常相兼出现。然胃痛以疼痛为主,胃痞以满闷不适为患,可累及胸膈;胃痛病势多急,压之可痛,而胃痞起病较缓,压无痛感,两者差别显著。

(二)痞满与鼓胀

两者均为自觉腹部胀满的病证,但鼓胀以腹部胀大如鼓,皮色苍黄,脉络暴露为主症;胃痞则以自觉满闷不舒,外无胀形为特征;鼓胀发于大腹,胃痞则在胃脘;鼓胀按之腹皮绷急,胃痞却按之柔软。

(三)痞满与胸痹

胸痹是胸中痞塞不通,而致胸膺内外疼痛之证,以胸闷、胸痛、短气为主症,偶兼脘腹不舒。而胃痞则以脘腹满闷不舒为主症,多兼饮食纳运无力之症,偶有胸膈不适,并无胸痛等表现。

(四)痞满与结胸

两者病位皆在脘部,然结胸以心下至小腹硬满而痛,拒按为特征;痞满则在心下胃脘,以满而不痛,手可按压,触之无形为特点。

四、辨证论治

辨证要点:应首辨虚实。外邪所犯,食滞内停,痰湿中阻,湿热内蕴,气机失调等所成之痞皆为有邪,有邪即为实痞;脾胃气虚,无力运化,或胃阴不足,失于濡养所致之痞,则属虚痞。痞满能食,食后尤甚,饥时可缓,伴便秘,舌苔厚腻,脉实有力者为实痞;饥饱均满,食少纳呆,大便清利,脉虚无力者属虚痞。次辨寒热。痞满绵绵,得热则减,口淡不渴,或渴不欲饮,舌淡苔白,脉沉迟或沉涩者属寒;而痞满势急,口渴喜冷,舌红苔黄,脉数者为热。临证还要辨虚实寒热的兼夹。

治疗原则:痞满的基本病机是中焦气机不利,脾胃升降失宜。所以,治疗总以调理脾胃升降、行气除痞消满为基本法则。根据其虚、实分治,实者泻之,虚者补之,虚实夹杂者补消并用。扶正重在健脾益胃,补中益气,或养阴益胃。祛邪则视具体证候,分别施以消食导滞、除湿化痰、理气解郁、清热祛湿等法。

(一)实痞

1.饮食内停证

脘腹痞闷而胀,进食尤甚,拒按,嗳腐吞酸,恶食呕吐,或大便不调,矢气频作,味臭如败卵,舌苔厚腻,脉滑。

(1)证机概要:饮食停滞,胃腑失和,气机壅塞。

（2）治法：消食和胃，行气消痞。

（3）代表方：保和丸加减。本方消食导滞，和胃降逆，用于食谷不化，脘腹胀满者。

（4）常用药：山楂、神曲、莱菔子消食导滞，行气除胀；制半夏、陈皮和胃化湿，行气消痞；茯苓健脾渗湿，和中止泻；连翘清热散结。

若食积较重者，可加鸡内金、谷芽、麦芽以消食；脘腹胀满者，可加枳实、厚朴、槟榔等理气除满；食积化热，大便秘结者，加大黄、枳实通腑消胀，或用枳实导滞丸推荡积滞，清利湿热；兼脾虚便溏者，加白术、扁豆等健脾助运，化湿和中，或用枳实消痞丸消除痞满，健脾和胃。

2.痰湿中阻证

脘腹痞塞不舒，胸膈满闷，头晕目眩，身重困倦，呕吐、恶心、纳呆，口淡不渴，小便不利，舌苔白厚腻，脉沉滑。

（1）证机概要：痰浊阻滞，脾失健运，气机不和。

（2）治法：除湿化痰，理气和中。

（3）代表方：二陈平胃汤加减。本方燥湿健脾，化痰利气，用于脘腹胀满，呕吐、恶心、纳呆之症。

（4）常用药：制半夏、苍术、藿香燥湿化痰；陈皮、厚朴理气消胀；茯苓、甘草健脾和胃。

若痰湿盛而胀满甚者，可加枳实、紫苏梗、桔梗等，或合用半夏厚朴汤以加强化痰理气；气逆不降，嗳气不止者，加旋覆花、代赭石、枳实、沉香等；痰湿郁久化热而口苦、舌苔黄者，改用黄连温胆汤；兼脾胃虚弱者加用党参、白术、砂仁健脾和中。

3.湿热阻胃证

脘腹痞闷，或嘈杂不舒，恶心呕吐，口干不欲饮，口苦，纳少，舌红苔黄腻，脉滑数。

（1）证机概要：湿热内蕴，困阻脾胃，气机不利。

（2）治法：清热化湿，和胃消痞。

（3）代表方：泻心汤合连朴饮加减。前方泻热破结，后方清热燥湿，理气化浊，两方合用可增强清热除湿，散结消痞。用于胃脘胀闷嘈杂，口干口苦，舌红苔黄腻之痞满者。

（4）常用药：大黄泻热散痞，和胃开结；黄连、黄芩苦降泻热和阳；厚朴理气祛湿；石菖蒲芳香化湿，醒脾开胃；制半夏和胃燥湿；芦根清热和胃，止呕除烦；栀子、豆豉清热除烦。

若恶心呕吐明显者,加竹茹、生姜、旋覆花以止呕;纳呆不食者,加鸡内金、谷芽、麦芽以开胃导滞;嘈杂不舒者,可合用左金丸;便溏者,去大黄,加扁豆、陈皮以化湿和胃。如寒热错杂,用半夏泻心汤苦辛通降。

4.肝胃不和证

脘腹痞闷,胸胁胀满,心烦易怒,善太息,呕吐、恶心、嗳气,或吐苦水,大便不爽,舌质淡红,苔薄白,脉弦。

(1)证机概要:肝气犯胃,胃气郁滞。

(2)治法:疏肝解郁,和胃消痞。

(3)代表方:越鞠丸合枳术丸加减。前者长于疏肝解郁,善解气、血、痰、火、湿、食六郁;后者消补兼施,长于健脾消痞。二者合用能增强行气消痞功效,适用于治疗胃脘胀满连及胸胁,郁怒心烦之痞满者。

(4)常用药:香附、川芎疏肝散结,行气活血;苍术、神曲燥湿健脾,消食化滞;栀子泻火解郁;枳实行气消痞;白术健脾益胃;荷叶升养胃气。

若气郁明显,胀满较甚者,酌加柴胡、郁金、厚朴等,或用五磨饮子加减以理气导滞消胀;郁而化火,口苦而干者,可加黄连、黄芩泻火解郁;呕吐恶心明显者,加制半夏、生姜和胃止呕;嗳气甚者,加竹茹、沉香和胃降气。

(二)虚痞

1.脾胃虚弱证

脘腹满闷,时轻时重,喜温喜按,纳呆便溏,神疲乏力,少气懒言;语声低微,舌质淡,苔薄白,脉细弱。

(1)证机概要:脾胃虚弱,健运失职,升降失司。

(2)治法:补气健脾,升清降浊。

(3)代表方:补中益气汤加减。本方健脾益气,升举清阳,用于治疗喜温喜按、少气乏力的胃脘胀满者。

(4)常用药:黄芪、党参、白术、炙甘草益气健脾,鼓舞脾胃清阳之气;升麻、柴胡协同升举清阳;当归养血和营以助脾;陈皮理气消痞。

若胀闷较重者,可加枳壳、木香、厚朴以理气运脾;四肢不温,阳虚明显者,加制附子、干姜温胃助阳,或合理中丸以温胃健脾;纳呆厌食者,加砂仁、神曲等理气开胃;舌苔厚腻,湿浊内蕴者,加制半夏、茯苓,或改用香砂六君子汤加减以健脾祛湿,理气除胀。

2.胃阴不足证

脘腹痞闷,嘈杂,饥不欲食,恶心嗳气,口燥咽干,大便秘结,舌红少苔,脉细数。

(1)证机概要:胃阴亏虚,胃失濡养,和降失司。

(2)治法:养阴益胃,调中消痞。

(3)代表方:益胃汤加减。本方滋养胃阴,行气除痞,用于口燥咽干、舌红少苔之胃痞不舒者。

(4)常用药:生地、麦冬、沙参、玉竹滋阴养胃;香橼疏肝理脾,消除心腹痞满。若津伤较重者,可加石斛、花粉等以加强生津;腹胀较著者,加枳壳、厚朴花理气消胀;食滞者加谷芽、麦芽等消食导滞;便秘者,加火麻仁、玄参润肠通便。

五、护理与预防

(1)患者应节制饮食,勿暴饮暴食,同时饮食宜清淡,忌肥甘厚味、辛辣醇酒以及生冷之品。

(2)注意精神调摄,保持乐观开朗,心情舒畅。

(3)慎起居,适寒温,防六淫,注意腹部保暖。

(4)适当参加体育锻炼,增强体质。

第二节 呃 逆

呃逆是以喉间呃呃有声,声短而频,不能自控为主要临床表现的一种病证。古称"哕",又称"哕逆",俗称打嗝。

现代医学的单纯性膈肌痉挛、胃肠神经官能症、食管癌、胃炎、胃扩张、肝硬化晚期、脑血管病、尿毒症等疾病,以及胃、食管手术后或其他原因引起的膈肌痉挛,出现呃逆的临床表现时,可参考本节进行辨证论治。

一、病因、病机

呃逆的病因多为饮食不当、情志不舒和正气亏虚等,或突然吸入冷空气而引发呃逆。其病机主要是胃失和降,胃气上逆,动膈冲喉。

(一)外感寒邪

外感寒邪,胃中吸入冷气,寒遏胃阳,气机不利,气逆动膈,上冲于喉,发出呃呃之声,不能自制。

(二)饮食不当

由于过食生冷,或因病而服寒凉药物过多,寒气蕴结中焦,损伤胃阳,胃失温煦,或过食辛辣煎炒之物,或醇酒厚味,或因病过用温补之剂,燥热内生,胃火炽盛,胃失和降,反作上逆,发生呃逆。

(三)情志不舒

因恼怒太过,肝失条达,气机不利,以致肝气横逆犯胃,胃失和降,气逆动膈;或因肝气郁结,不能助脾运化,聚湿生痰;或因忧思伤脾,脾失健运,滋生痰湿;或因气郁化火,灼津成痰;或素有痰饮内停,复因恼怒,皆可致逆气挟痰,上犯动膈而发生呃逆。

(四)体虚病后

禀赋不足,年老体弱,久病肾虚,或劳累太过耗伤中气,脾阳失温,胃气虚衰,清气不升,浊气不降,气逆动膈冲喉而发生呃逆。或过汗、吐、下,虚损误攻,妇人产后,或热病伤阴,使胃阴不足,失于润养,和降失职,虚火上炎动膈冲喉而发生呃逆。

呃逆之病位在膈,病变关键脏腑在胃,与肺、肝、脾、肾诸脏有关。膈位于肺胃之间,膈上为肺,膈下为胃,二脏与膈位置邻近,经脉又相连属。若肺失肃降或胃气上逆,皆可致膈间气机不利,逆气动膈,上冲喉间,发出呃呃之声。手太阴肺之经脉,起于中焦,下络大肠,还循胃口,上膈属肺,将胃、膈、肺三者紧密相连。另外,胃之和降,还赖于肝之条达,若肝气郁滞,横逆犯脾胃,气逆动膈,亦成呃逆。肺胃之气的和降,又赖于肾气的摄纳,若久病伤肾,肾失摄纳,则肺胃之气不能顺降,上逆动膈而发呃逆。可见呃逆病机关键在于胃失和降,胃气上逆,动膈冲喉。胃气上逆,除胃本身病变外,还与肺气肃降,肾气摄纳,肝气条达之功能紊乱等有关系。

二、诊断要点

(一)症状

自觉气逆上冲,喉间呃呃连声,声短而频,不能自制为主证,其呃声或高或低,发作间隔或疏或密,间歇时间不定。伴有胸膈痞闷,胃脘不舒,嘈杂灼热,腹胀嗳气,心烦不寐等症状。多与受凉,过食寒凉、辛辣,或情志郁怒等诱发因素有关。偶发性的呃逆,或病危胃气将绝时之呃逆,为短暂症状,不列为呃逆病。

（二）检查

X线胃肠钡餐及内镜等检查有助于诊断。必要时检查肝功能、肾功能、B超、心电图、CT等有助于鉴别诊断。

三、鉴别诊断

（一）嗳气

嗳气与呃逆同属胃气上逆之证,嗳气声音低缓而长,可伴酸腐气味,气排出后自感舒适,病势较缓,多在饱食、情志不畅时发病。而不同于呃逆喉间呃呃连声,声短而频,不能自制。

（二）干呕

干呕与呃逆同属胃气上逆之证,干呕患者可见呕吐之状,但有声无物,或有少量痰涎而无食物吐出。干呕之声为呕声,也不同于呃逆的呃呃连声,声短而频。

四、辨证

辨证时首先要分清功能性呃逆、病理性呃逆。若因受寒或肝郁出现短暂的呃逆,又无明显兼症,可不治自愈。非器质性病变引起的呃逆为功能性疾病,经治可愈。若呃逆反复发作,并有明显的兼症,或出现在其他慢性病症的过程中,可视为病理性呃逆,当辨证治疗。首先辨清此病的寒热虚实。寒者呃声沉缓有力,得热则减,遇冷加重,伴胃脘不适,苔白脉缓;热者呃声洪亮,声高短促,伴口臭烦渴,便秘溲赤,苔黄脉大;虚者呃声低长,时断时续,体虚脉弱;实者呃声洪亮,连续发作,脉弦有力等。

（一）胃寒气逆

1.证候

呃逆声沉缓有力,得热则减,遇寒加重,喜食热饮,恶食冷饮,膈间及胃脘痞满不适或有冷感,口淡不渴,舌质淡,苔白或白滑,脉象迟缓。多在过食生冷,受凉、受寒后发病。

2.分析

由过食生冷或受凉等,致寒积中焦,胃气为寒邪阻遏,胃失和降,上逆动膈冲喉而成呃逆;胃中实寒,故呃声沉缓有力;胃气不和,故脘膈痞闷不适。得热则减,遇寒更甚者,是因寒气得温则行,遇寒则凝之故;口淡不渴,舌苔白,脉迟缓者,均属胃中有寒之象。

(二)胃火上逆

1.证候

呃声洪亮,冲逆而出,口臭烦渴,多喜冷饮,尿黄便秘,舌红苔黄或黄燥,脉滑数。多在过食辛辣,或饮酒等后发病。

2.分析

由于嗜食辛辣烤制及醇酒厚味之品,或过用温补药物,或素体阳盛再加辛辣等品,久则胃肠积热化火,胃火上冲,故呃声洪亮,冲逆而出;阳明热盛,灼伤胃津,故口臭烦渴而喜冷饮;热邪内郁,肠间燥结,故大便秘结,小便短赤;舌苔黄,脉滑数,均为胃热内盛之象。

(三)气逆痰阻

1.证候

呃逆连声,呼吸不利,脘胁胀满,或肠鸣矢气,可伴恶心嗳气,头目昏眩,脘闷食少,或见形体肥胖,平时多痰,舌苔薄腻,脉象弦滑。常在抑郁恼怒后加重,情志舒畅时缓解。

2.分析

因七情所伤,肝气郁结,失于条达,横犯脾胃,胃气上冲动膈而成呃逆。肝郁气滞,故胸胁胀满不舒。气郁日久化火,灼津成痰,或因肝木克脾,脾失健运,聚湿成痰,痰气互结,阻于肺则呼吸不利,阻于胃则恶心嗳气,阻于肠则肠鸣矢气。清气不升,浊阴不降,故见头目昏眩。舌苔薄腻,脉象弦滑,皆为气逆痰阻之象。

(四)脾胃虚寒

1.证候

呃声低沉无力,气不得续,泛吐清水,面色苍白,手足欠温。伴有脘腹冷痛,食少乏力,或见腰膝无力,大便稀溏或久泻。舌淡苔白,脉沉细而弱。

2.分析

若饮食不节或劳倦伤中,使脾胃阳气受损;或素体阳虚,脾胃无力温养,脾胃升降失调,则胃气上逆,故呃声低弱无力,气不得续。脾胃俱虚,运化无力,则食少乏力;阳虚则水饮停胃,故泛吐清水;若久病及肾,肾阳衰微,则腰膝无力,便溏久泻;手足不温,舌淡苔白,脉沉而细,均为阳虚之象。

(五)胃阴不足

1.证候

呃声短促,气不连续,口干舌燥,烦渴少饮,伴不思饮食,或食后饱胀,大便干

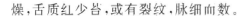

燥,舌质红少苔,或有裂纹,脉细而数。

2.分析

由于热病或郁火伤阴,或辛温燥热之品耗损津液,使胃中津液不足,胃失濡养,难以和降,气逆扰膈,故呃声短促,虚则气不连续;胃阴耗伤不能上润,则见口干舌燥,烦渴少饮;脾胃虚弱,运化无力,故见不思饮食,食后饱胀;津液耗伤,大肠失润,故大便干燥;舌质红,苔少而干,脉细数,均为阴虚之象。

五、治疗

呃逆治疗当以和胃、降逆、平呃为主。但要根据病情的寒热虚实之偏重不同,分别以寒则温之,热则清之,实则泻之,虚则补之。若重病中出现呃逆,治当大补元气,或滋阴养液以急救胃气。

(一)中药治疗

1.胃寒气逆

(1)治法:温中散寒,降逆止呃。

(2)处方:丁香散(《古今医统》)。方中丁香辛温,散寒暖胃为君;柿蒂味苦,下气降逆止呃为臣。二者相合,温中散寒,降逆止呃,两者相得益彰,疗效甚好,为临床治疗呃逆常用要药;佐以良姜温中散寒,宣通胃阳;使以炙甘草和胃益气。

若兼痰湿者,症见脘闷腹胀不舒,可加半夏、厚朴、陈皮等和降胃气,化痰导滞;兼表寒者,加苏叶、藿香以散寒解表,和胃降逆。

寒呃日久,中阳受伤可选用丁香柿蒂汤,以益气温中,降逆止呃;日久虚寒呃逆,可选用加味四逆汤,以补阳散寒,降逆止呃。

另可选用朴沉化郁丸,每次9g,每天2次,温开水送服;或用荜澄茄、良姜各等份,研末,加醋少许调服,每天1剂,连用3天。

2.胃火上逆

(1)治法:清热和胃,降逆止呃。

(2)处方:竹叶石膏汤(《伤寒论》)。方中竹叶、生石膏辛凉甘寒,清泻胃火为主药;佐以法半夏和胃降逆;人参、麦冬养胃生津;粳米、甘草益胃和中。

若胃气不虚者去人参,常加柿蒂、竹茹降逆止呃;便秘者则合小承气汤,用大黄、枳实、厚朴通利大便,釜底抽薪,此乃上病下治之法;若中焦积热日久伤阴,可选用清胃散以清泻胃火,凉血养阴,降逆止呃。

另可用左金丸,每次9g,每天2次,温开水送服;或用柿蒂、黄连各10g,水煎内服治疗热呃。

3.气逆痰阻

(1)治法:理气化痰,降逆止呃。

(2)处方:旋覆代赭石汤(《伤寒论》)方中旋覆花下气消痰,代赭石重镇降逆,二药相配,一轻一重,共成和降之功为主药;法半夏、生姜化痰和胃,佐以人参补中益气;甘草、大枣和中并引药归经。

如胃气不虚,可去人参、甘草、大枣,以防壅滞气机,加木香以行气止呃;若痰湿明显,可加陈皮、茯苓、浙贝以醒脾化痰;若兼热象,可加黄芩、竹茹以清热化痰。

本型还可选用木香顺气丸,每次 6 g,每天 2 次,温开水冲服;疏肝丸,每次 1 丸,每天 2 次,温开水送服。

4.脾胃虚寒

(1)治法:温补脾胃,和中降逆。

(2)处方:理中丸(《伤寒论》)加减。方中干姜温中祛寒为主药;辅以人参、白术、炙甘草健脾益胃;加入刀豆甘温,温中下气,善治呃逆;丁香、白豆蔻辛温芳香,行气暖胃,宽膈止呃。

若寒甚者,加附子温中祛寒;肾阳不足者加肉桂、山萸肉等以温肾补脾。本型也可选用附子理中丸,每次 1 丸,每天 2 次,温开水送服。

5.胃阴不足

(1)治法:益气养阴,和胃止呃。

(2)处方:益胃汤(《温病条辨》)加减。方中沙参、麦冬、玉竹、生地、冰糖甘润养阴益胃;可酌加柿蒂、刀豆、枇杷叶等顺气降逆。全方合用以达益气养阴、和胃止呃之效。

若神疲乏力,气阴两虚者,可加沙参、白术、山药;若食欲缺乏腹胀加炒麦芽、炒谷芽等;若阴虚火旺,咽喉不利加石斛、芦根以养阴清热。

本型也可选用枇杷膏,每次 10 g,每天 3 次,温开水冲服;或用大补阴丸,每次 1 丸,每天 2 次,温开水送服。

(二)针灸治疗

1.基本处方

取穴:膈俞、内关、膻中、中脘、足三里。

膈俞利膈止呃;内关宽胸利膈,畅通三焦气机;膻中宽胸理气,降逆止呃;中脘、足三里和胃降逆。

2.加减运用

(1)胃寒气逆证:加梁门、气海,以温胃散寒、疏通膈气、降逆止呃。针用补法,或加灸法。余穴针用平补平泻法,或加灸法。

(2)胃火上逆证:加内庭以清泻胃火、降逆止呃。诸穴针用泻法。

(3)气逆痰阻证:加太冲、阴陵泉以降逆化痰。诸穴针用平补平泻法。

(4)脾胃虚寒证:加关元、命门以温补中焦、和胃止呃。诸穴针用补法,或加灸法。

(5)胃阴不足证:加胃俞、三阴交以养阴止呃。诸穴针用补法。

3.其他

(1)耳针疗法:取耳中、胃、神门、肝、心,毫针强刺激,留针30分钟,每天1次;也可采用耳针埋藏或用王不留行籽贴压法。

(2)拔罐法:取中脘、梁门、气海,或用膈俞、肝俞、胃俞,每次留罐15～20分钟,每天1～2次。

(3)穴位贴敷法:用麝香粉0.5 g,放入神阙穴内,用伤湿止痛膏固定,适用于实证呃逆,尤其以肝郁气滞者取效更捷;或用吴茱萸10 g,研细末,用醋调成膏状,敷于双侧涌泉穴,胶布或伤湿止痛膏固定,可引气火下行,适用于各种呃逆,对肝、肾气逆引起的呃逆尤为适宜。

(4)指压疗法:翳风、攒竹、内关、天突,任取1穴,用拇指或中指重力按压,以患者能耐受为度,连续按揉1～3分钟,同时令患者深吸气后屏住呼吸,常能立即止呃;或取 T_2～L_1 双侧夹脊穴、肺俞-肾俞的膀胱经,先用拇指或掌根摩揉,再提捏膀胱经3～5遍,后用拇指点按双侧膈俞1～2分钟。

第三节　便　　秘

一、概述

便秘即大便秘结不通,指排便时间延长,或虽有便意而排出困难。便秘又有"便闭""肠结""脾约"等诸名。

便秘为肠道病变,其症状虽然比较单纯,但是病因却比较复杂,如肠胃积热、阴寒凝结、气机郁滞、气血阴津亏虚等,使大肠的传导功能失职,通降失常,糟粕内留,不得下行而导致大便秘结。由于便秘有虚实之分,寒热之别,因而治疗也各不相同,或清热通便,或润肠通便,或益气润肠,或养血润燥。

本节所述的便秘可见于西医学的习惯性便秘、肠神经官能症,以及肛裂、痔疮、直肠炎等疾病引起的便秘。

二、辨证用药

(一)肠胃积热(热秘)

1.主要证候

大便干结,腹胀腹痛,按之不舒,小便短赤,面红身热,口干口臭,烦躁易怒,舌质红,苔黄燥,脉滑数。

2.治则

清热通腑润肠。

3.方药

麻子仁丸加减。火麻仁15 g(打碎),杏仁9 g,生大黄9 g(后下),厚朴6 g,枳实10 g,白芍9 g,白蜜15 g(冲入)。

大便干结、坚硬者,加芒硝;肝火旺、目赤易怒者,加山栀子、芦荟;痰热壅肺者,加瓜蒌仁、黄芩;口干舌燥者,加生地、玄参、麦冬。

(二)腑气郁闭(气秘)

1.主要证候

大便秘结,欲便但排出困难,情志郁闷,嗳气频作,胁腹痞满,纳呆,舌苔薄腻,脉弦。

2.治则

顺气导滞。

3.方药

六磨汤加减。木香9 g,乌药9 g,沉香3 g(研粉吞服),生大黄9 g(后下),槟榔12 g,枳实12 g,柴胡9 g。

情志郁闷者,加郁金、合欢皮;气郁化火,口苦咽干者,加黄芩、山栀子、龙胆草;虫积阻滞气机者,加雷丸、使君子;术后肠粘连者,加桃仁、赤芍;痰阻气闭者,加全瓜蒌、皂荚。

(三)气虚便秘

1.主要证候

大便并不一定干硬,虽有便意,但临厕努挣乏力,难以排出,便而不爽,便后疲乏,面色㿠白,肢倦懒言,舌淡嫩,苔薄,脉弱。

2.治则

益气润汤。

3.方药

黄芪汤加减。黄芪 15 g,党参 12 g,橘皮 6 g,火麻仁 20 g,白蜜 20 g(冲服)。

气虚下陷脱肛者,加人参、升麻、柴胡;肺气不足,气短懒言者,加五味子、麦冬、人参;气虚热结大便干硬者,加大黄、芒硝。

(四)血虚便秘

1.主要证候

大便秘结,面色无华,头晕目眩,心悸健忘,唇舌淡,脉细弱。

2.治则

养血润燥。

3.方药

润汤丸加减。生地 12 g,当归 12 g,生首乌 15 g,火麻仁 20 g,桃仁 10 g,枳壳 9 g。

血虚有热、口干心烦者,加玉竹、知母;大便干燥者,加白蜜、玄参;气血两亏者,加黄芪、太子参。

(五)阳虚寒凝便秘(冷秘)

1.主要证候

大便艰涩,难以排出,腹中冷痛,小便清长,四肢不温,喜热怕冷,面色㿠白,腰膝酸冷,舌质淡,苔白润,脉沉迟。

2.治则

温阳通便。

3.方药

济川煎加减。肉苁蓉 15 g,当归 12 g,牛膝 9 g,泽泻 9 g,升麻 6 g,枳壳 10 g,肉桂 3 g(后下)。

肾阳虚衰明显者,加熟地、山茱萸、硫黄。

三、单方验方

(1)生大黄 9 g,或番泻叶 15 g,开水冲泡后代茶饮服。适用于热结便秘。

(2)决明子 15 g,开水冲泡去渣,加适量蜂蜜后代茶饮用;或生首乌 30 g,玉竹 15 g,水煎服;或蜂蜜 30 g,凉开水冲服。适用于肠燥便秘。

(3)槟榔 10 g,莱菔子 15 g,橘皮 5 g,水煎服。适用于食积气滞,便秘腹胀。

(4)肉苁蓉 2 份、沉香 1 份(共研细末),用麻子仁汁打糊为丸,每次服 9 g,每天 2 次。适用于阳虚便秘,腹中冷痛。

(5)黄芪、枳实、威灵仙各等份,共研细末,以蜂蜜为丸,每次服 6～9 g,每天 2 次。适用于年老体衰,排便困难者。

(6)当归(酒浸焙)、熟地各等份,研末后炼蜜为丸,每次服 6～9 g,每天 2～3 次。适用于阴血不足,肠燥便秘。

(7)蜣螂(去翅膀)炒黄后研末,每次 3 g,热酒送服。适用于便结不通。

(8)草乌研成极细末,以葱白 1 根,蘸草乌末纳入肛门,一纳即通。适用于大便不通。

(9)麦门冬 15 g,生地 12 g,玄参 9 g,水煎服。适用于津伤便秘。

(10)麻仁 15 g,紫苏子 9 g,水煎服。适用于老人或产后津枯大便燥结。

四、药膳食疗

(1)蒸香蕉:香蕉 2 只去皮,加适量冰糖,隔水同蒸,每天 2 次,连服 1 周以上。适用于燥热便秘,心烦不安。

(2)韭菜:根、叶捣汁 1 杯,加适量黄酒开水冲服,每天 1 次。适用于习惯性便秘。

(3)桑椹子鱼汤:桑葚子 30 g,河鱼 1 条(约 250 g,去杂,洗净)。加葱、姜、酒、盐等调料一起煮汤食用。适用于阴虚津亏,大便不畅,头晕目眩。

(4)木耳拌黄瓜:水发木耳 50 g,黄瓜 250 g(切片)。先将黄瓜用盐腌 10 分钟,挤去水分后,加入木耳、味精、麻油等调匀即可服食。适用于阴虚内热,便秘,口渴。

(5)芝麻菠菜:菠菜 250 g(洗净、折断),芝麻 25 g。先将菠菜用沸水烫透后,再撒上芝麻、盐、味精等调料即可食用。适用于大便秘结,身热口干。

(6)肉苁蓉煲羊肾:羊肾 1 对、肉苁蓉 30 g。将羊肾洗净切开,去脂膜膦腺,切片后与肉苁蓉一起入锅,加水煨熟,加入盐、酒后饮汤食肉。适用于肾阳不足,便秘,尿频,腰肾冷痛。

(7)北杏炖雪梨:北杏 10 个、雪梨 1 个、白糖 30 g。将北杏、雪梨洗净,与白糖同放入炖盅内,加清水 100 mL,隔水炖 30 分钟,喝汤、食雪梨。适用于肠燥便秘。

(8)芝麻蜂蜜:芝麻 30 g,蜂蜜 180 g。将黑芝麻研碎,与蜂蜜调和蒸熟当点心吃,每天 1 次。适用于大便燥结。

(9)五仁粥:芝麻、松子仁、胡桃仁、桃仁(去皮尖,炒)、甜杏仁各 10 g,粳米 50 g。将五仁混合,碾碎,加粳米一同煮粥服食。适用于气血两亏引起的习惯性便秘。

(10)蜂蜜萝卜汁:白萝卜 1 个、蜂蜜 100 g。将萝卜洗净,与蜂蜜共置碗内,隔水蒸约 30 分钟后,吃萝卜喝蜜糖水,每天 2 次。适用于大便秘结。

五、针灸治疗

(一)针法

大肠俞、天枢、支沟。

热秘者,加曲池、下巨虚;气秘者,加行间、中脘;冷秘者,加关元、气海;虚秘者,加足三里、肾俞、脾俞。

(二)灸法

甘遂末以生面糊调和,或巴豆肉捣为饼,填于脐中,上置艾炷灸;葱捣烂制成饼,贴于脐中,再以艾条温灸;隔姜灸或艾条悬灸天枢、支沟、大横。

六、推拿治疗

横擦八髎,按揉大肠俞、支沟、天枢。热秘者,按曲池、长强;气秘者,斜擦两胁,按揉章门、期门、肝俞;寒秘者,直擦背部、横擦肾俞;虚秘者,推肾俞、脾俞。

第四节　泄　泻

一、临床诊断

(1)临床表现:①粪质稀溏,或完谷不化,或如水样,大便次数增多,每天 3～5 次,甚至十余次,为本病的主要特征。②常伴腹痛、腹胀、肠鸣、纳呆等症状。③暴泻者病程短,多因暴饮暴食或误食不洁食物后骤然起病。久泻者病程较长,多有反复发作病史,常由外邪、饮食、情志等因素而诱发。④本病多发于夏秋季节,但一年四季均可发病。

具备以上临床表现,结合起病形式、诱因、伴随症状、发病季节等即可诊断泄泻。

（2）粪便常规检查：粪便常规检查简便易行，临床价值高。肉眼观察粪便性状即可对腹泻种类和病因有一个大致判断。显微镜下脓细胞、红细胞、虫卵、滋养体、包囊、卵囊、脂肪球等的发现有助于明确病因。

（3）粪便细菌培养及药敏试验对于感染性腹泻的病因确定和临床治疗用药有重要的指导价值。

（4）对于病因不明确的慢性腹泻，消化内镜（结肠镜、小肠镜、胃镜）检查应作为常规，并结合血糖、肾功能、甲状腺功能、消化系统肿瘤标志物、血清激素（如血管活性肠肽等）水平测定以及钡餐、CT、彩超等影像学检查以帮助明确病因。

二、病证鉴别

泄泻需与霍乱、痢疾相鉴别，见表5-1。

表5-1　泄泻与霍乱、痢疾鉴别要点

鉴别要点	泄泻	霍乱	痢疾
主症特点	排便次数增多，粪便稀溏，甚如水样	上吐下泻并作	腹痛、里急后重、痢下赤白脓血
病史特点	多发于夏秋季节，发病有缓有急，常有饮食不节（洁）史，可聚集发病	起病急，变化快，病情凶险，多有流行发病现象	夏秋季多见，起病急剧或反复发作，迁延不愈，多有饮食不洁史，或有传染现象
起病特点	饮食不慎后短时间内出现腹胀腹痛，旋即腹泻	突发腹痛，旋即吐泻交作，少数病例可无腹痛	急性多先有发热恶寒，随后出现腹痛、腹泻
泻下之物	多清稀，甚则如水样，或泻下完谷不化	多为夹有大便的黄色粪水，或如米泔而不甚臭秽	多为黄色稀便，后转为黏液脓血便
伴随症状	可有腹痛，一般不著，泻后痛减，且常与肠鸣同时存在，或兼有呕吐	常伴恶寒发热、腹中绞痛、转筋，重者见面色苍白，目眶凹陷、汗出肢冷	可伴有恶寒发热，腹痛便后不减，厚重感明显重症可见神昏

三、病机转化

泄泻的病因虽然复杂，但无外乎虚实两方面的原因所致。虚者或由先天禀赋不足，或由后天饮食起居失宜，或病后失治所致脏腑亏虚；实者多因外邪、饮食、情志所生。病位在脾胃与大肠、小肠，与肝、肾二脏密切相关，但关键在脾，脾运失职则小肠无以泌别清浊，大肠无以传化糟粕，而肝、肾二脏也均是通过影响脾的功能而导致泄泻的发生。因此，泄泻的病机关键在于"脾病湿盛"。脾主运化,喜燥恶湿;大小肠司分清泌浊、传导;肝主疏泄,调节脾运;肾主命门之火,能暖脾助运,腐熟水谷。病理性质有虚有实,有寒有热,有阴有阳。急性暴泻多属实证,慢性久泻多属虚证或虚实夹杂。由于泄泻总体来说是由于津液的代谢失常,水湿内停所致,而湿为阴邪,易伤阳气,故泄泻多属寒证(实寒、虚寒)和阴盛阳衰证,但是临床亦可出现热证,如湿热、暑湿困脾,食积化热等,亦可由于久泻、暴泻导致阴液耗伤或者热邪伤阴等而出现阴虚见证。

急性暴泻多因湿盛伤脾,或食滞生湿,壅滞中焦,脾失健运,小肠分清泌浊和大肠传化失司,水谷清浊不分,出现泄泻。又外感之湿邪常可兼夹寒、热、暑等病邪,或内生湿邪从阴化寒、从阳化热,从而出现寒湿、湿热、暑湿等证。慢性久泻多因脾虚运化无力,水谷不化精微,津液转输敷布失常,湿浊内生,清浊混杂而下,发生泄泻,其他如肝气乘脾导致脾运不及或肾阳虚衰导致脾阳不足、气化无力所引起的泄泻,也多在脾虚的基础上产生。脾虚失运可导致湿盛于内,而湿盛于内又可影响脾的运化,故脾虚与湿盛是互相影响,互为因果,因此暴泻迁延可由实转虚变为久泻,久泻受邪可因虚致实出现暴泻。另外暴泻不止,耗气伤阴,体弱者可出现痉、厥、闭、脱等危证。

四、辨证论治

(一)治法治则

泄泻的治疗大法为"运脾化湿"。急性泄泻多以湿盛为主,重在化湿,佐以分利,参以淡渗。根据寒湿和湿热的不同,分别采用温化寒湿与清化湿热之法。夹有表邪者,佐以疏解;夹有暑邪者,佐以清暑;兼有伤食者,佐以消导。久泻以脾虚为主,当健脾祛湿。因肝气乘脾者,宜抑肝扶脾;因肾阳虚衰者,宜温肾健脾;若为寒热错杂,或虚实并见者,当温清并用,虚实兼顾。

(二)分证论治

暴泻临床以寒湿、湿热(暑湿)、食滞等证型较为多见,久泻则以脾(气)虚、肝郁、肾(阳)虚等证型为多,并且上述证型之间可以相互转化或相兼为病。寒湿证以泄泻清稀,甚则如水样,脘闷食少,腹痛肠鸣为特征,若兼外感风寒,则兼有表证;食滞证以腹痛肠鸣,泻下粪便臭如败卵,泻后痛减,舌苔垢浊或厚腻,脉滑为特征;脾(气)虚证以大便时溏时泻,迁延反复,食少神疲,面色萎黄,舌淡苔白,脉细弱为特征;肾(阳)虚证以黎明之前脐腹作痛,肠鸣即泻,完谷不化,伴形寒肢冷,腰膝酸软,舌淡苔白,脉沉细为特征。

(三)临证备要

1.预防调护

要加强锻炼,增强体质,使脾气旺盛,则不易受邪。加强食品卫生和饮用水的管理,防止污染。饮食应有节制,不暴饮暴食,不吃腐败变质的食物,不喝生水,生吃瓜果要洗净,养成饭前便后洗手的习惯。生活起居应有规律,防止外邪侵袭,夏季切勿因热贪凉,尤应注意腹部保暖,避免感邪。

2.饮食管理

泄泻患者应给予流质或半流质饮食,饮食宜新鲜、清淡、易于消化而富有营养,忌食辛辣炙煿、肥甘厚味。急性暴泻易伤津耗气,可予淡盐水、米粥等以养胃生津。若属虚寒泄泻,亦可予以淡姜汤饮之,以温振脾阳,调和胃气。肝气乘脾泄泻者,应注意调畅情志,尽量消除紧张情绪,尤忌怒时进食。

3.注意"风药"的临床应用

脾气不升是久泻的主要病机之一,风药轻扬升散,同气相召,脾气上升,运化乃健,泄泻可止。湿是形成泄泻的病理要素之一,湿见风则干,风药具有燥湿之性。湿邪已祛,脾运得复,清气上升,泄泻自止。风药尚具有促进肝之阳气升发的作用,肝气升发条达,疏泄乃治。从西医学观点来看,风药尚具有抗过敏作用,而慢性泄泻者多与结肠过敏有关,故而有效。临床常用药有藿香、葛根、荆芥、防风、桔梗、白芷、藁本、升麻、柴胡、蝉蜕、羌活等。方剂可选藿香正气散、荆防败毒散、羌活胜湿汤等,运用得当,效果明显。

4.虚实夹杂者,寒热并用

久泻纯虚纯实者少,虚实夹杂者多,脾虚与湿盛是本病的两个方面。脾气虚弱,清阳不升,运化失常则生飧泄,治疗可用参苓白术散、理中汤等;若脾虚生湿,或外邪内侵,引动内湿,则虚中夹实,治当辨其湿邪夹热与夹寒之不同,临床一般以肠腑湿热最为常见,治疗当理中清肠,寒热并用,加用败酱草、红藤、黄柏、猪苓、茯苓等;寒湿偏重者则用苍术、厚朴、肉桂、陈皮、白术等。

5.掌握通法在久泻中的运用时机

泄泻一证,其病位在肠腑,大肠为"传导之官",小肠为"受盛之官",前者司"变化",后者主"化物",一旦肠腑发生病变,必然"变化"无权,"化物"不能,于是曲肠盘旋之处易形成积滞痰饮浊毒。久则中焦脾胃渐亏,难以运化,积饮痰浊愈甚,或陈积未去,新积又生。故此,诸法罔效者,多有痰饮浊毒积滞肠腑。攻除积滞痰饮浊毒,攻补兼施,掌握好攻补的孰多孰少,乃为治疗难治性泄泻的出奇制胜之法。

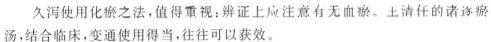

久泻使用化瘀之法,值得重视;辨证上应注意有无血瘀。王清任的诸逐瘀汤,结合临床,变通使用得当,往往可以获效。

(四)常见变证的治疗

1.痉证

久病体弱者易见,多于暴泻久泻后出现,常伴高热,因吐泻较甚,津液亡失,筋脉失濡,致项背强直,四肢麻木,抽搐或筋惕肉瞤,直视口噤,头目昏眩,自汗,神疲气短,或低热,舌质淡或舌红少苔,脉细数等。可用四物汤和大定风珠加减以滋阴养血,息风止痉;或循经选穴,多取督脉、膀胱经穴位,用强刺激手法。

2.厥证

暴泻久泻,可致气随液耗,阳随阴消,神明无主而出现猝然昏倒,不省人事,或口噤拳握,四肢逆冷等,发病前多有头昏、乏力、食欲缺乏等表现。可灌服参附汤或芪附汤以益气固本,同时可灌服热糖水或热茶。患者苏醒后,可口服四味回阳饮。

3.闭证

感受湿热毒邪,可入里攻心,扰乱心神,致神昏谵语,高热腹痛,泻下不止,甚至出血发斑。可予紫雪丹、安宫牛黄丸化水灌服或鼻饲,也可用热毒宁、清开灵、醒脑静等静脉滴注,另外也可用黄连解毒汤、清瘟败毒饮等清热解毒类方剂口服或灌肠。

4.脱证

发病前多有烦躁不安或意识欠清,突然大汗淋漓或汗出如油,精神疲惫,四肢厥冷,声短息微,脉微欲绝或脉大无力,舌卷无津者,宜生脉散加附子,急煎顿服。汗多时还可加生龙骨、生牡蛎、麻黄根等止汗之品。

(五)其他疗法

1.中成药

(1)藿香正气丸:散寒化湿。适用于四时外感寒湿而致急性泄泻,或兼有腹胀呕吐者。

(2)香连丸:清热化湿。适用于湿热泄泻。

(3)参苓白术颗粒(丸):健脾益气,化湿止泻。适用于脾胃虚弱之泄泻。

(4)保和丸:消食导滞。适用于食滞胃肠之泄泻。

(5)四神丸:温肾健脾,固涩止泻。适用于脾肾阳衰之久泻不止。

(6)固肠止泻丸:调和肝脾,涩肠止痛。适用于肝脾不和,泻痢腹痛者。

2.针灸推拿

(1)针灸:暴泻以除湿导滞,通调腑气为法。以足阳明、足太阴经穴为主,针刺上巨虚(双)、天枢(双)、足三里(双)。久泻以健脾温肾,固本止泻为法。以任脉、足阳明胃经穴及背俞穴为主,艾灸上脘、天枢(双)、关元、足三里(双)。

(2)推拿:患者仰卧,医者用一指禅推法由中脘缓慢向下推至关元穴,接着用摩振法于腹部摩振约 15 分钟,再按揉中脘、天枢、神阙、气海、关元、上巨虚、足三里,每穴约半分钟。患者俯卧位,先以一指禅推法或滚法由膀胱经脾俞开始缓慢向下,推或滚至大肠俞,往返 3~5 遍,然后按揉脾俞、胃俞、肾俞、大肠俞,至长强穴再用擦法施于尾骶部。一般每天 1 次,2 周后改为隔天 1 次,4 周为 1 个疗程。适用于脾虚泄泻。

3.外治法

附子、肉桂、党参、山药、当归、金樱子各 20 g,鹿茸 10 g。共研为细末,用陈醋和匀加工制成膏剂备用。治疗时先将神阙穴消毒,然后取该药 2 g 填于其中,再用胶布封闭。2~4 天换药 1 次,7 次为 1 个疗程。本方具有温肾、健脾、散寒、止泻等功能,适用于多种泄泻证型。

第六章

肝胆系病证

第一节 胁 痛

胁痛是以一侧或两侧胁肋疼痛为主要表现的病证。其主要为肝胆疏泄失调、气机郁结所致,与肝胆关系密切。

西医学的急慢性肝炎、胆囊炎、胆石症等疾病的过程中出现胁痛,可参考本节辨证治疗。

一、病因、病机

(一)肝气郁结

情志抑郁,或大怒伤肝,肝失疏泄,气机不畅,络脉痹阻,而致胁痛。

(二)瘀血停着

气机郁滞,久则致血流不畅,瘀血停积,胁络痹阻;或强力负重伤及胁络,瘀血停留,阻滞不通,致使胁痛。

(三)肝胆湿热

外来湿热内侵,或饮食所伤致脾失健运,湿浊中阻,郁而化热,湿热蕴结,令肝胆疏泄失调而胁痛。

(四)肝阴不足

久病或劳欲过度,耗伤精血,肝阴不足,血虚不能养肝,肝之脉络失养,而致出现胁痛。

二、辨证论治

胁痛辨证,首先应根据疼痛的性质及相关的症状,区别气血虚实。一般胀痛多属气郁,疼痛游走无定;刺痛多属血瘀,痛有定所;隐痛多属阴虚,其痛绵绵;湿热胁痛,多疼痛剧烈,且伴有口苦。本证以实证为多见,实证又以气滞、血瘀、湿热为主,以气滞为先;虚证多属阴血亏损,肝失所养。治疗上实证多采用疏导祛邪以通,虚证则滋养不足以荣通。

(一)肝气郁结

1.证候

胁痛以胀痛为主,疼痛游走不定,每因情志异常而加重,胸闷,食少嗳气,苔薄脉弦。

2.证候分析

肝气郁结,失于条达,阻于胁络故胁肋胀痛。气属无形,时聚时散,聚散无常,游走不定,故疼痛走窜不定。情志异常,则气机紊乱,故疼痛随情志异常而加重。肝气不畅,横逆犯胃,故胸闷、食少、嗳气。脉弦为肝郁之象。

3.治法

疏肝理气,通络止痛。

4.方药

柴胡疏肝散(柴胡、香附、枳壳、川芎、芍药、甘草)加减。胁痛重者,酌加青皮、川楝子、郁金以增强理气止痛的作用。若见恶心呕吐,可加藿香、砂仁等以增其和胃降逆之功。胁痛、肠鸣、腹泻者,可加白术、茯苓、苡仁等以健脾利湿止泻。

(二)瘀血停着

1.证候

胁肋刺痛,痛有定处,入夜更甚,或胁肋下见痞块,舌质紫黯,脉象沉涩。

2.证候分析

肝郁日久,气滞血瘀,或跌仆损伤致瘀血停着,痹阻胁络故胁痛如针刺,痛处不移。血属阴,夜为阴时,故入夜痛甚。瘀结停滞,积久不散,则渐成痞块。舌质紫黯,脉象沉涩均属瘀血内停之征。

3.治法

活血祛瘀,通络止痛。

4.方药

血府逐瘀汤(生地黄、赤芍药、枳壳、牛膝、柴胡、当归、川芎、桃仁、桔梗、甘草、红花)加减。若胁肋下有痞块而正气未衰者,可加三棱、莪术、地鳖虫等以增强破瘀散坚之力。

(三)肝胆湿热

1.证候

胁痛,口苦,胸闷纳呆,恶心欲呕,小便黄赤,或目黄、身黄,舌苔黄腻,脉弦滑数者。

2.证候分析

湿热蕴结于肝胆,肝失疏泄,胆气上逆故胁痛口苦。湿热中阻,脾胃升降失常,故胸闷纳呆、恶心欲呕。湿热交蒸,胆汁不循常道而外溢,故出现目黄、身黄、小便黄赤。舌苔黄腻,脉弦滑数,均是肝胆湿热之征。

3.治法

清利湿热,疏肝利胆。

4.方药

龙胆泻肝汤(龙胆草、生地黄、木通、泽泻、车前子、当归、柴胡、栀子、黄芩、甘草)加减。发热、黄疸者可加茵陈、虎杖以清热利湿除黄。若胁肋剧痛,连及肩背可加金钱草、海金沙、郁金、延胡索等以行气利胆。若热盛伤津,大便秘结者,可加大黄、芒硝以泄热通便。

(四)肝阴不足

1.证候

胁肋隐痛,绵绵不休,遇劳加重,口干咽燥,心中烦热,头晕目眩,舌红少苔,脉弦细而数。

2.证候分析

肝郁化热耗伤肝阴,或久病体虚,肝血亏损,不能濡养肝络故胁肋隐痛,绵绵不休,遇劳加重。阴虚内热,津伤躁扰,故口干咽燥,心中烦热。精血亏虚,不能上荣,故头晕目眩。舌红少苔,脉细弦而数,均为阴虚内热之象。

3.治法

滋养肝阴,柔肝止痛。

4.方药

一贯煎(生地黄、枸杞子、沙参、麦冬、当归、川楝子)加减。心中烦热可加炒栀子、酸枣仁以清热安神。头晕目眩可加山茱萸、女贞子、菊花以益肾清肝。

三、针灸治疗

(一)肝气郁结

可选取中庭、期门、肝俞、侠溪、足三里穴,用泻法。每天1~2次。

(二)瘀血停着

可选取膈俞、三阴交、行间、大包、京门、阿是穴,用泻法。每天1～2次。

(三)肝胆湿热

可选取期门、日月、支沟、阳陵泉、太冲穴,用泻法。每天1～2次。

(四)肝阴不足

可选取内关、阴郄、心俞、太溪、三阴交穴,用补法,可灸。每天1～2次。

第二节 臌 胀

臌胀是以腹部胀大、皮色苍黄、甚则腹皮脉络暴露为特征的一种病证,因腹部膨胀如鼓而命名。臌胀又有"水蛊""蛊胀""蜘蛛蛊"等名称。其主要为肝、脾、肾功能失调,气结、血瘀、水裹于腹中所致。

西医学的肝硬化、肝癌、结核性腹膜炎等疾病的过程中出现腹部膨胀如鼓,可参考本节辨证治疗。

一、病因、病机

(一)酒食不节

嗜酒过度,饮食不节,或嗜肥甘厚腻之品,损伤脾胃运化功能,致酒湿浊气蕴聚中焦,阻滞气机,脾胃气壅,肝失条达,气血郁滞,并逐渐由脾波及于肾,进而开阖不利,水湿逐渐增多,而成臌胀。

(二)情志所伤

情志抑郁,气机不畅,肝气横逆乘脾,脾失运化,水湿内停;肝气郁结,久则气滞血瘀;终致水裹、气结、血瘀于腹中,侵及于肾,肾开阖不利,水湿内停,而成臌胀。

(三)血吸虫感染

血吸虫感染后,未及时治疗,内伤肝脾,脉络瘀阻,气机升降失常,水湿内停,气、血、水停于腹中而成臌胀。

(四)脉络阻塞

黄疸、积聚等迁延日久,久则肝脾俱伤,肝失疏泄,脾失健运,气血凝滞,水湿内停,脉络瘀阻,或气郁与痰瘀凝结,终至肝脾肾三脏俱病,气、血、水停于腹中而成臌胀。

臌胀的病机首先在于肝脾的功能失调,肝气郁结,木郁克土,导致脾失健运,湿浊内生,阻滞气机,出现气滞湿阻的病证,在此基础上既可热化而出现湿热蕴结的病证,又可寒化出现寒湿困脾的病证。肝气郁结,气血凝聚,隧道壅塞,可出现肝脾血瘀证。肝脾日虚,水谷之精微不能输布以奉养他脏,进而累及肾脏,出现脾肾阳虚证或肝肾阴虚证。

二、辨证论治

本病的辨证,首辨虚实。腹胀按之不坚、胁下胀满疼痛多属气滞湿阻;腹大胀满,按之如囊裹水多属寒湿困脾证;腹大坚满、脘腹撑急多属湿热蕴结证;腹大坚满,胁腹刺痛,脉络怒张多属肝脾血瘀证;腹大胀满以晚上加重者,多属脾肾阳虚证;腹大胀满不舒,多属肝肾阴虚。

治疗方面,分清气滞、血瘀、湿热和寒湿的偏盛,分别采用理气祛湿,行气活血,健脾利水等法,必要时亦可暂用逐水峻剂,但注意不宜攻伐过猛,应遵循"衰其大半而止"的原则。

(一)实证

1.气滞湿阻

(1)证候:腹胀按之不坚,胁下胀满或疼痛,纳呆嗳气,小便短少,舌苔白腻,脉弦。

(2)证候分析:情志抑郁,肝失条达,气机郁滞,气滞湿阻,浊气充塞中焦,故腹胀不坚,胁下胀满疼痛。气滞湿阻中满,脾胃运化失职,故纳呆嗳气;水道不利,故小便短少。脉弦,苔白腻,为肝郁湿阻之象。

(3)治法:疏肝理气,行气化湿。

(4)方药:柴胡疏肝散(柴胡、香附、枳壳、川芎、芍药、甘草)加减。如胁下刺痛不移,面青舌紫,脉弦涩,可加延胡索、丹参等活血化瘀之品。小便短少,可加茯苓、泽泻利尿。

2.寒湿困脾

(1)症状:腹大胀满,按之如囊裹水,得热稍舒,甚则颜面及下肢水肿,神疲畏寒,小便少,大便溏,舌苔白,脉缓。

(2)证候分析:寒湿停聚,困阻中焦,脾阳不运,故腹大胀满,按之如囊裹水,得热稍舒。脾为寒湿所困,阳气失于舒展,故神疲畏寒。寒湿困脾,水湿不行,故小便少,大便溏,下肢水肿。苔白腻,脉缓均是寒湿困脾之候。

(3)治法:温中健脾,行气利水。

(4)方药:实脾散(白术、附子、干姜、甘草、木瓜、槟榔、茯苓、厚朴、木香、草果、大枣、生姜)。如水肿明显,可加肉桂、猪苓、泽泻以助膀胱之气化而利小便。如胁腹胀痛,可加郁金、青皮、砂仁等以理气宽中。

3.湿热蕴结

(1)证候:腹大坚满,脘腹撑急,烦热口苦,渴不欲饮,小便赤涩,大便秘结或溏垢,舌边尖红,苔黄腻,脉象弦数。

(2)证候分析:湿热互结,浊水停聚故腹大坚满,脘腹撑急。湿热上蒸,故烦热口苦,渴不欲饮。湿热阻于肠道,故大便秘结或溏垢。湿热下注膀胱,气化不利,故小便赤涩。舌红,苔黄腻,脉弦数,均为湿热蕴结肝脾之象。

(3)治法:清热利湿,攻下逐水。

(4)方药:中满分消丸(黄芩、黄连、知母、厚朴、枳实、半夏、陈皮、茯苓、猪苓、泽泻、砂仁、干姜、姜黄、甘草、人参、白术)合茵陈蒿汤(茵陈蒿、山栀子、大黄)加减。如小便赤涩不利者,可加陈葫芦、滑石、蟋蟀粉(另吞服)以行水利窍。

4.肝脾血瘀

(1)证候:腹大坚满,脉络怒张,胁腹刺痛,面色晦暗,面颈胸臂有血痣,呈丝纹状,手掌赤痕,唇色紫褐,口渴,饮水不能下,大便色黑,舌质紫红或有紫斑,脉细涩。

(2)证候分析:瘀血阻于肝脾脉络之中,隧道不通,致水气内聚,故腹大坚满,脉络怒张,胁腹刺痛。病邪日深,瘀阻下焦,入肾则面色晦暗,入血则面颈胸臂等处出现血痣,手掌赤痕,唇色紫褐。阴络之血外溢,则大便色黑。水浊聚而不行,故口渴饮水不能下。舌紫红或有紫斑,脉象细涩,皆血瘀停滞之征。

(3)治法:活血化瘀,行气利水。

(4)方药:调营饮(当归、川芎、赤芍、莪术、延胡索、大黄、瞿麦、槟榔、葶苈子、赤茯苓、桑白皮、甘草、细辛、官桂、陈皮、大腹皮)加减。本方为急则治其标之法。如大便色黑,可加参三七、侧柏叶等化瘀止血。

(二)虚证

1.脾肾阳虚

(1)证候:腹大胀满不舒,早宽暮急,入夜尤甚,面色苍黄,脘闷纳呆,神倦怯寒,肢冷或下肢水肿,小便短少不利,舌质胖淡紫,脉沉弦无力。

(2)证候分析:脾肾阳虚,水寒之气不化,早上阳气初生,入夜阴寒内盛,故腹胀大不舒,早宽暮急,入夜尤甚。脾阳虚不能运化水谷,故脘闷纳呆,面色苍黄。脾肾阳虚,失于温养,故神倦怯寒、肢冷。肾阳不足,膀胱气化不行,故小便短少,下肢水肿。舌体胖淡紫,脉沉弦无力,均为脾肾阳虚,内有瘀阻之象。

(3)治法:温补脾肾,化气行水。

(4)方药:附子理中丸(白术、炮附子、炮姜、炙甘草、人参)或济生肾气丸(熟地、山茱萸、山药、丹皮、茯苓、泽泻、炮附子、牛膝、车前子、肉桂)合五苓散(白术、桂茯苓、猪苓、泽泻)加减。偏于脾阳虚的,用附子理中丸合五苓散,以温中扶阳化气行偏于肾阳虚的,用济生肾气丸以温肾化气行水。

2.肝肾阴虚

(1)证候:腹大胀满,或见青筋暴露,面色晦滞,口燥,心烦,失眠,牙龈出血,鼻衄,小便短少,舌质红绛少苔,脉弦细数。

(2)证候分析:肝肾阴虚,津液不能输布,水湿停聚中焦,故见腹大胀满,小便短少。血瘀阻滞于脉络,故见青筋暴露,面色晦滞。阴虚内热,扰乱心神,伤及脉络,故见心烦、失眠、衄血。阴虚津液不能上承,故口燥。舌红绛少苔,脉弦细数,为肝肾阴血亏损之象。

(3)治法:滋养肝肾,凉血化瘀。

(4)方药:一贯煎(生地黄、枸杞子、沙参、麦冬、当归、川楝子)合膈下逐瘀汤(桃仁、丹皮、赤芍、乌药、延胡索、甘草、当归、川芎、五灵脂、红花、枳壳、香附)加减。口燥心烦,舌绛少津,可加玄参、石斛。尿少,可加猪苓、滑石。齿鼻衄血,可加仙鹤草、鲜茅根。

三、针灸治疗

(一)实证

(1)气滞湿阻:可选取太冲、膻中、中脘、气海、足三里、阴陵泉,用泻法。

(2)寒湿困脾:可选取脾俞、肾俞、水分、复溜、公孙、命门穴(灸),宜泻法兼灸。每天1~2次。

(3)湿热蕴结:可选取肝俞、阳陵泉、支沟、侠溪、天枢、水分、三阴交穴,用泻法。每天1~2次。

(4)肝脾血瘀:可选取期门、章门、石门、三阴交、梁门穴,用泻法。每天1~2次。

(二)虚证

(1)脾肾阳虚:可选取脾俞、章门、肾俞、关元(灸)穴,宜补法兼灸。每天1~2次。

(2)肝肾阴虚:可选取肝俞、肾俞、神门、太溪、三阴交、中脘穴,用补法,可加灸。每天1~2次。

第三节 黄 疸

黄疸是以目黄、身黄、小便黄为主症的一种病证,其中目睛黄染尤为本病的重要特征。

本节讨论以身目黄染为主要表现的病证。黄疸常与胁痛、癥积、鼓胀等病证并见,应与之互参。本病证与西医所述黄疸意义相同,可涉及西医学中肝细胞性黄疸、阻塞性黄疸和溶血性黄疸。临床常见的急慢性肝炎、肝硬化、胆囊炎、胆结石、钩端螺旋体病、蚕豆黄及某些消化系统肿瘤等疾病,凡出现黄疸者,均可参照本节辨证施治。

一、病因、病机

黄疸的病因有外感和内伤两个方面,外感多属湿热疫毒所致,内伤常与饮食、劳倦、病后有关。黄疸的病机关键是湿,由于湿邪困遏脾胃,壅塞肝胆,疏泄失常,胆汁泛溢而发生黄疸。

(一)病因

1.外感湿热疫毒

夏秋季节,暑湿当令,或因湿热偏盛,由表入里,内蕴中焦,湿郁热蒸,不得泄越,而致发病。若湿热夹时邪疫毒伤人,则病势尤为暴急,具有传染性,表现热毒炽盛,内及营血的危重现象,称为急黄。如《诸病源候论》指出:"脾胃有热,谷气郁蒸,因为热毒所加,故卒然发黄,心满气喘,命在顷刻,故云急黄也。"

2.内伤饮食、劳倦

(1)过食酒热甘肥或饮食不洁:长期嗜酒无度,或过食肥甘厚腻,或饮食污染不洁,脾胃损伤,运化失职,湿浊内生,郁而化热,湿热熏蒸,胆汁泛溢而发为黄疸。

（2）饮食饥饱、生冷或劳倦病后伤脾：长期饥饱失常，或恣食生冷，或劳倦太过，或病后脾阳受损，都可导致脾虚寒湿内生，困遏中焦，壅塞肝胆，致使胆液不循常道，外溢肌肤而为黄疸。

3.病后续发

胁痛、癥积或其他疾病之后，瘀血阻滞，湿热残留，日久损肝伤脾，湿遏瘀阻，胆汁泛溢肌肤，也可产生黄疸。

（二）病机

黄疸的病理因素有湿邪、热邪、寒邪、疫毒、气滞、瘀血6种，但其中以湿邪为主，黄疸形成的关键是湿邪为患。

湿邪既可从外感受，亦可自内而生。如外感湿热疫毒，为湿从外受；饮食劳倦或病后瘀阻湿滞，属湿自内生。由于湿邪壅阻中焦，脾胃失健，肝气郁滞，疏泄不利，致胆汁输泄失常，胆液不循常道，外溢肌肤，下注膀胱，而发为目黄、肤黄、小便黄之病证。

黄疸的病位主要在脾胃肝胆，黄疸的病理表现有湿热和寒湿两端。由于致病因素不同及个体素质的差异，湿邪可从热化或从寒化。由于湿热所伤或过食甘肥酒热，或素体胃热偏盛，则湿从热化，湿热交蒸，发为阳黄。由于湿和热的偏盛不同，阳黄有热重于湿和湿重于热的区别。如湿热蕴积化毒，疫毒炽盛，充斥三焦，深入营血，内陷心肝，可见猝然发黄，神昏谵妄，痉厥出血等危重症，称为急黄。若病因寒湿伤人，或素体脾胃虚寒，或久病脾阳受伤，则湿从寒化。寒湿瘀滞，中阳不振，脾虚失运，胆液为湿邪所阻，表现为阴黄证。如黄疸日久，脾失健运，气血亏虚，湿滞残留，面目肌肤淡黄晦暗久久不能消退，则形成阴黄的脾虚血亏证。

阳黄、急黄、阴黄在一定条件下可以相互转化。如阳黄治疗不当，病情发展，病状急剧加重，热势鸱张，侵犯营血，内蒙心窍，引动肝风，则发为急黄。如阳黄误治失治，迁延日久，脾阳损伤，湿从寒化，则可转为阴黄。如阴黄复感外邪，湿郁化热，又可呈阳黄表现，病情较为复杂。

在黄疸的预后转归方面，一般说来，阳黄病程较短，消退较易；但阳黄湿重于热者，消退较缓，应防其迁延转为阴黄。急黄为阳黄的重症，湿热疫毒炽盛，病情重笃，常可危及生命，若救治得当，亦可转危为安。阴黄病程缠绵，收效较慢；倘若湿浊瘀阻肝胆脉络，黄疸可能数月或经年不退，须耐心调治。总之黄疸以速退为顺。若久病不愈，气血瘀滞，伤及肝脾，则有酿成癥积、鼓胀之可能。

二、诊查要点

(一)诊断依据

(1)目黄、肤黄、小便黄,其中目睛黄染为本病的重要特征。

(2)常伴食欲减退,恶心呕吐,胁痛腹胀等症状。

(3)常有外感湿热疫毒,内伤酒食不节,或有胁痛、癥积等病史。

(二)病证鉴别

1.黄疸与萎黄

黄疸发病与感受外邪、饮食劳倦或病后有关;其病机为湿滞脾胃,肝胆失疏,胆汁外溢;其主症为身黄、目黄、小便黄。萎黄之病因与饥饱劳倦、食滞虫积或病后失血有关;其病机为脾胃虚弱,气血不足,肌肤失养;其主症为肌肤萎黄不泽,目睛及小便不黄,常伴头昏倦怠,心悸少寐,纳少便溏等症状。

2.阳黄与阴黄

临证应根据黄疸的色泽,并结合症状、病史予以鉴别。阳黄黄色鲜明,发病急,病程短,常伴身热,口干苦,舌苔黄腻,脉象弦数。急黄为阳黄之重症,病情急骤,疸色如金,兼见神昏、发斑、出血等危象。阴黄黄色晦暗,病程长,病势缓,常伴纳少、乏力、舌淡、脉沉迟或细缓。

(三)相关检查

血清总胆红素能准确地反映黄疸的程度,结合胆红素、非结合胆红素定量对鉴别黄疸类型有重要意义。

尿胆红素及尿胆原检查亦有助鉴别。

此外,肝功能、肝炎病毒指标、B超、CT、MRI、胃肠钡餐检查、消化道纤维内镜、逆行胰胆管造影、肝穿刺活检等均有利于确定黄疸的原因。

三、辨证要点

黄疸的辨证,应以阴阳为纲,阳黄以湿热疫毒为主,其中有热重于湿、湿重于热、胆腑郁热与疫毒炽盛的不同;阴黄以脾虚寒湿为主,注意有无血虚血瘀表现。临证应根据黄疸的色泽,结合病史、症状,区别阳黄与阴黄。

四、治疗要点

黄疸的治疗大法,主要为化湿邪,利小便。化湿可以退黄,如属湿热,当清热化湿,必要时还应通利腑气,以使湿热下泄;如属寒湿,应予健脾温化。利小便,主要是通过淡渗利湿,达到退黄的目的。至于急黄热毒炽盛,邪入心营者,又当以清热解毒、凉营开窍为主;阴黄脾虚湿滞者,治以健脾养血,利湿退黄。

五、证治分类

(一)阳黄

1.热重于湿证

身目俱黄,黄色鲜明,发热口渴,或见心中懊侬,腹部胀闷,口干而苦,恶心呕吐,小便短少黄赤,大便秘结,舌苔黄腻,脉象弦数。

证机概要:湿热熏蒸,困遏脾胃,壅滞肝胆,胆汁泛溢。

治法:清热通腑,利湿退黄。

代表方:茵陈蒿汤加减。本方有清热通腑,利湿退黄的作用,是治疗湿热黄疸的主方。

常用药:茵陈蒿为清热利湿退黄之要药;栀子、大黄、黄柏、连翘、垂盆草、蒲公英,清热泻下;茯苓、滑石、车前草利湿清热,使邪从小便而去。

如胁痛较甚,可加柴胡、郁金、川楝子、延胡索等疏肝理气止痛;如热毒内盛,心烦懊侬,可加黄连、龙胆草,以增强清热解毒作用;如恶心呕吐,可加橘皮、竹茹、半夏等和胃止呕。

2.湿重于热证

身目俱黄,黄色不及前者鲜明,头重身困,胸脘痞满,食欲减退,恶心呕吐,腹胀或大便溏垢,舌苔厚腻微黄,脉象濡数或濡缓。

证机概要:湿遏热伏,困阻中焦,胆汁不循常道。

治法:利湿化浊运脾,佐以清热。

代表方:茵陈五苓散合甘露消毒丹加减。二方比较,前者作用在于利湿退黄,使邪从小便中去;后者作用在于利湿化浊,清热解毒,是湿热并治的方剂。

常用药:藿香、白蔻仁、陈皮芳香化浊,行气悦脾;茵陈蒿、车前子、茯苓、黄芩、连翘利湿清热退黄。

如湿阻气机,胸腹痞胀,恶心呕吐,食欲缺乏等症较著,可加入苍术、厚朴、半夏,以健脾燥湿,行气和胃。

本证湿重于热,湿为阴邪,黏腻难解,治法当以利湿化浊运脾为主,佐以清热,不可过用苦寒,以免脾阳受损。如治疗失当,迁延日久,则易转为阴黄。如邪郁肌表,寒热头痛,宜先用麻黄连翘赤小豆汤疏表清热,利湿退黄,常用药如麻黄、藿香疏表化湿,连翘、赤小豆、生梓白皮清热利湿解毒,甘草和中。

3.胆腑郁热证

身目发黄,黄色鲜明,上腹、右胁胀闷疼痛,牵引肩背,身热不退,或寒热往来,口苦咽干,呕吐呃逆,尿黄赤,大便秘,苔黄舌红,脉弦滑数。

证机概要:湿热砂石郁滞,脾胃不和,肝胆失疏。

治法:疏肝泄热,利胆退黄。

代表方:大柴胡汤加减。本方有疏肝利胆,通腑泄热的作用,适用于肝胆失和,胃腑结热之证。

常用药:柴胡、黄芩、半夏和解少阳,和胃降逆;大黄、枳实通腑泄热;郁金、佛手、茵陈、山栀疏肝利胆退黄;白芍、甘草缓急止痛。

若砂石阻滞,可加金钱草、海金沙、玄明粉利胆化石;恶心呕逆明显,加厚朴、竹茹、陈皮和胃降逆。

4.疫毒炽盛证(急黄)

发病急骤,黄疸迅速加深,其色如金,皮肤瘙痒,高热口渴,胁痛腹满,神昏谵语,烦躁抽搐,或见衄血、便血,或肌肤瘀斑,舌质红绛,苔黄而燥,脉弦滑或数。

证机概要:湿热疫毒炽盛,深入营血,内陷心肝。

治法:清热解毒,凉血开窍。

代表方:千金犀角散加味。本方功能清热退黄,凉营解毒,适用于湿热疫毒所致的急黄。

常用药:犀角(用水牛角代)、黄连、栀子、大黄、板蓝根、生地、玄参、丹皮清热凉血解毒;茵陈、土茯苓利湿清热退黄。

如神昏谵语,加服安宫牛黄丸以凉开透窍;如动风抽搐者,加用钩藤、石决明,另服羚羊角粉或紫雪丹,以息风止痉;如衄血、便血、肌肤瘀斑重者,可加黑地榆、侧柏叶、紫草、茜根炭等凉血止血;如腹大有水,小便短少不利,可加马鞭草、木通、白茅根、车前草,并另吞琥珀、车前仁、沉香粉,以通利小便。

(二)阴黄

1.寒湿阻遏证

身目俱黄,黄色晦暗,或如烟熏,脘腹痞胀,纳呆减少,大便不实,神疲畏寒,口淡不渴,舌淡苔腻,脉濡缓或沉迟。

证机概要:中阳不振,寒湿滞留,肝胆失于疏泄。

治法:温中化湿,健脾和胃。

代表方:茵陈术附汤加减。本方温化寒湿,用于寒湿阻滞之阴黄。

常用药:附子、白术、干姜,温中健脾化湿;茵陈、茯苓、泽泻、猪苓,利湿退黄。

若脘腹胀满、胸闷、呕吐、恶心显著,可加苍术、厚朴、半夏、陈皮,以健脾燥湿、行气和胃;若胁腹疼痛作胀,肝脾同病者,当酌加柴胡、香附以疏肝理气;若湿浊不清,气滞血结,胁下癥结疼痛,腹部胀满,肤色苍黄或黧黑,可加服硝石矾石散,以化浊祛瘀软坚。

2.脾虚湿滞证

面目及肌肤淡黄,甚则晦暗不泽,肢软乏力,心悸气短,大便溏薄,舌质淡苔薄,脉濡细。

证机概要:黄疸日久,脾虚血亏,湿滞残留。

治法:健脾养血,利湿退黄。

代表方:黄芪建中汤加减。本方可温中补虚,调养气血,适用于气血亏虚,脾胃虚寒之证。

常用药:黄芪、桂枝、生姜、白术益气温中;当归、白芍、甘草、大枣补养气血;茵陈、茯苓利湿退黄。

如气虚乏力明显者,应重用黄芪,并加党参,以增强补气作用;畏寒,肢冷,舌淡者,宜加附子温阳祛寒;心悸不宁,脉细而弱者,加熟地、何首乌、酸枣仁等补血养心。

(三)黄疸消退后的调治

黄疸消退,有时并不代表疾病已痊愈。如湿邪不清,肝脾气血未复,可导致病情迁延不愈,或黄疸反复发生,甚至转成癥积、鼓胀。因此,黄疸消退后,仍需要根据病情继续调治。

1.湿热留恋证

脘痞腹胀,胁肋隐痛,饮食减少,口中干苦,小便黄赤,苔腻,脉濡数。

证机概要:湿热留恋,余邪未清。

治法:清热利湿。

代表方:茵陈四苓散加减。

常用药:茵陈、黄芩、黄柏清热化湿;茯苓、泽泻、车前草淡渗分利;苍术、苏梗、陈皮化湿行气宽中。

2.肝脾不调证

脘腹痞闷,肢倦乏力,胁肋隐痛不适,饮食欠香,大便不调,舌苔薄白,脉来细弦。

证机概要:肝脾不调,疏运失职。

治法:调和肝脾,理气助运。

代表方:柴胡疏肝散或归芍六君子汤加减。前方偏重于疏肝理气,用于肝脾气滞者;后方偏重于调养肝脾,用于肝血不足,脾气亏虚者。

常用药:当归、白芍、柴胡、枳壳、香附、郁金养血疏肝;党参、白术、茯苓、山药益气健脾;陈皮、山楂、麦芽理气助运。

3.气滞血瘀证

胁下结块,隐痛、刺痛不适,胸胁胀闷,面颈部见有赤丝红纹,舌有紫斑或紫点,脉涩。

证机概要:气滞血瘀,积块留着。

治法:疏肝理气,活血化瘀。

代表方:逍遥散合鳖甲煎丸。

常用药:柴胡、枳壳、香附疏肝理气;当归、赤芍、丹参、桃仁、莪术活血化瘀。并服鳖甲煎丸,以软坚消积。

六、预防调护

(一)预防

黄疸与多种疾病有关,本病要针对不同病因予以预防。

(1)在饮食方面,要讲究卫生,避免不洁食物,注意饮食节制,勿过嗜辛热甘肥食物,应戒酒类饮料。

(2)对有传染性的患者,从发病之日起至少隔离 30～45 天,并注意餐具消毒,防止传染他人。注射用具及手术器械宜严格消毒,避免血液制品的污染,防止血液途径传染。

(3)注意起居有常,不妄作劳,顺应四时变化,以免正气损伤,体质虚弱,邪气乘袭。

(4)有传染性的黄疸病流行期间,可进行预防服药,可用茵陈蒿 90 g,生甘草 6 g,或决明子 15 g,贯众 15 g,生甘草 10 g,或茵陈蒿 30 g,凤尾草 15 g,水煎,连服 3～7 天。

(二)调护

关于本病的调护,应注意以下几个方面。

(1)在发病初期,应卧床休息,急黄患者须绝对卧床。

(2)恢复期和转为慢性久病患者,可适当参加体育活动,如散步、太极拳、静养功之类。

(3)保持心情愉快舒畅,肝气条达,有助于病情康复。

(4)进食富于营养而易消化的饮食,以补脾益肝;禁食辛辣、油腻、酒热之品,防止助湿生热,碍脾运化。

(5)密切观察脉证变化,若出现黄疸加深,或出现斑疹吐衄,神昏痉厥,应考虑热毒耗阴动血,邪犯心肝,属病情恶化之兆;如出现脉象微弱欲绝,或散乱无根,神志恍惚,烦躁不安,为正气欲脱之征象,均须及时救治。

第四节 积 聚

一、临床诊断

(一)疾病诊断

(1)腹腔内有可扪及的包块。

(2)常有腹部胀闷或疼痛不适等症状。

(3)常有情志失调、饮食不节、感受寒邪或黄疸、虫毒等病史。

腹部 X 片、B 超、CT、MRI、病理组织活检及有关血液检查有助于明确相关疾病的诊断。

(二)病类诊断

1.积证

积属有形,结块固定不移,痛有定处,病在血分,是为脏病。

2.聚证

聚属无形,包块聚散无常,痛有定处,病在气分,是为腑病。

(三)病期诊断

1.初期

正气未至大虚,邪气虽实而不甚。表现为积块较小,质地较软,虽有胀痛不适,而一般情况尚较好。

2.中期

正气渐衰而邪气渐甚,表现为积块增大,质地较硬,持续疼痛,舌质紫黯或有瘀点、瘀斑,并有饮食日少,倦怠乏力,面色渐暗,形体逐渐消瘦等。

3.末期

正气大虚,而邪气实甚,表现为积块较大,质地坚硬,疼痛剧烈,舌质青紫或淡紫,有瘀点、瘀斑,并有饮食大减,神疲乏力,面色萎黄或黧黑,明显消瘦等衰弱表现。

二、病证鉴别

(一)积聚与痞满相鉴别

痞满是指脘腹部痞塞胀满,系自觉症状,而无块状物可扪及。积聚则是腹内结块,或痛或胀,不仅有自觉症状,而且有结块可扪及。

(二)症积与瘕聚相鉴别

症就是积,症积指腹内结块有形可征,固定不移,痛有定处,病属血分,多为脏病,形成的时间较长,病情一般较重;瘕聚是指腹内结块聚散无常,痛无定处,病在气分,多为腑病,病史较短,病情一般较轻。

三、病机转化

积聚病的病位在于肝脾。因肝主疏泄,司藏血;脾主运化,司统血。其发生主要关系到肝、脾、胃、肠等脏腑。因情志、饮食、寒湿、病后等原因,引起肝气不畅,脾运失职,肝脾失调,气血涩滞,壅塞不通,形成腹内结块,导致积聚。积聚的形成,总与正气亏虚有关。聚证病性多属实证,病程较短,预后良好。少数聚证日久不愈,可以由气入血转化成积证。积证初起,病理性质多实,日久病势较深,正气耗伤,可转为虚实夹杂之证。病至后期,气血衰少,身体羸弱,则以正虚为主。病机主要是气机阻滞,瘀血内结。病理因素虽有寒邪、湿热、痰浊、食滞、虫积等,但主要是气滞血瘀。聚证以气滞为多,积证以血瘀为主。

四、辨证论治

(一)治则治法

1.区分不同阶段,掌握攻补分寸

积证可根据病程、临床表现,分作初期、中期、末期 3 个阶段。初期属邪实,积块不大,软而不坚,正气尚未大虚,应予消散,治宜行气活血、软坚消积为主;中期邪实正虚,积块渐大,质渐坚硬,正气渐伤,邪盛正虚,治宜消补兼施;后期以正虚为主,积块坚硬,形瘦神疲,正气伤残,应予养正除积,治宜扶正培本为主,酌加理气、化瘀、消积之品,切勿攻伐太过。

2.聚证重调气,积证重活血

聚证病在气分,以疏肝理气、行气消聚为基本治则,重在调气;积证病在血分,以活血化瘀、软坚散结为基本治则,重在活血。

(二)分证论治

积聚的辨证必须根据病史长短、邪正盛衰以及伴随症状,辨其虚实之主次。

聚证多实证。积证初起,正气未虚,以邪实为主;中期,积块较硬,正气渐伤,邪实正虚;后期日久,瘀结不去,则以正虚为主。

1.肝气郁结证

(1)症状:腹中结块柔软,时聚时散,攻窜胀痛,脘胁胀闷不适,苔薄,脉弦等。

(2)治法:疏肝解郁,行气散结。

(3)方药:逍遥散、木香顺气散加减。

(4)常用药:柴胡、当归、白芍、甘草、生姜、薄荷、香附、青皮、枳壳、郁金、台乌药。

2.食滞痰阻证

(1)症状:腹胀或痛,腹部时有条索状物聚起,按之胀痛更甚,便秘,纳呆,舌苔腻,脉弦滑等。

(2)治法:理气化痰,导滞散结。

(3)方药:六磨汤加减。

(4)常用药:大黄、槟榔、枳实、沉香、木香、乌药。

3.气滞血阻证

(1)症状:腹部积块质软不坚,固定不移,胀痛不适,舌苔薄,脉弦等。

(2)治法:理气消积,活血散瘀。

(3)方药:柴胡疏肝散合失笑散加减。

(4)常用药:柴胡、青皮、川楝子、丹参、延胡索、蒲黄、五灵脂。

4.瘀血内结证

(1)症状:腹部积块明显,质地较硬,固定不移,隐痛或刺痛,形体消瘦,纳谷减少,面色晦暗、黧黑,面颈胸臂或有血痣赤缕。女子可见月事不下,舌质紫或有瘀斑、瘀点,脉细涩等。

(2)治法:祛瘀软坚,佐以扶正健脾。

(3)方药:膈下逐瘀汤合六君子汤加减。

(4)常用药:当归、川芎、桃仁、三棱、莪术、香附、乌药、陈皮、人参、白术、黄精、甘草。

5.正虚瘀结证

(1)症状:久病体弱,积块坚硬,隐痛或剧痛,饮食大减,肌肉瘦削,神倦乏力,面色萎黄或黧黑,甚则面肢浮肿,舌质淡紫,或光剥无苔,脉细数或弦细。

(2)治法:补益气血,活血化瘀。

(3)方药:八珍汤合化积丸加减。

(4)常用药:人参、白术、茯苓、甘草、当归、白芍、地黄、川芎、三棱、莪术、阿魏、瓦楞子、五灵脂、香附、槟榔。

(三)临证备要

临床上治疗癥积,应重视其邪正兼夹的特点,癥积按初、中、末3个阶段,可分为气滞血阻、瘀血内结、正虚瘀结3个证候,但在临床中,往往可兼有寒、湿、热、痰等病理表现。其中,兼郁热、湿热者较为多见。正气亏虚亦有偏于阴虚、血虚、气虚、阳虚的不同。临证应根据邪气兼夹与阴阳气血亏虚的差异,相应调整治法方药。

积聚治疗上始终要注意顾护正气,攻伐药物不可过用。聚证以实证居多,但如反复发作,脾气易损,应适当予以培脾运中。积证系日积月累而成,其消亦缓,切不可急功近利。如过用、久用攻伐之品,易于损正伤胃;过用香燥理气之品,则易耗气伤阴蕴热,加重病情。

(四)其他疗法

1.中成药

(1)鳖甲煎丸:消痞化积、活血化瘀、疏肝解郁。适用于积聚之血瘀肝郁证。

(2)大黄䗪虫丸:活血破瘀、通经消癥。适用于瘀血内停所致的癥瘕。

(3)养正消积胶囊:健脾益肾、化瘀解毒。适用于脾肾两虚、瘀毒内阻型原发性肝癌。

2.单方验方

(1)肿节风15 g,水煎服。可用于脘腹部、右上腹及下腹部的多种肿瘤。

(2)藤梨根、生薏苡仁、连苗荸荠各30 g,每天1剂,水煎服;或龙葵、黄毛耳草各15 g,白花蛇舌草、蜀羊泉各30 g,每天1剂,水煎分3次服;或浙江三根汤:藤梨根、水杨梅根、虎杖根各30 g,水煎服。用于脘腹积块(胃癌)。

(3)三棱、莪术各15 g,水煎服;或三白草、大蓟、地骨皮各30 g,水煎服;或双半煎:半边莲、半枝莲、薏苡仁、天胡荽各20 g,水煎服。可用于右上腹积块(肝癌)。

(4)苦参、生熟薏苡仁、煅牡蛎、土茯苓、紫参、生地、地榆,各30 g,水煎服;或白花蛇舌草、菝葜、垂盆草、土茯苓各30 g,水煎服;或蒲公英、半枝莲各24 g,白花蛇舌草、金银花藤、野葡萄根各30 g,露蜂房9 g,蜈蚣2条,水煎服。另用牛黄醒消丸,每次服1.5 g,每天2次。可用于下腹之积块(肠癌)。

第七章

气血津液病证

第一节 梅 核 气

梅核气即咽部异物感,包括西医之咽喉神经官能症、部分慢性咽喉炎、颈项椎骨质增生所致之咽部异物感觉。临床表现是咽喉中如有物堵,吞之不出,咽之不下,患者喜欢空咽。但吃喝无任何堵塞感。

一、病因、病机

(1)痰气郁结于咽喉。

(2)痰火郁结于咽喉。

咽神经官能症者,多伴失眠。慢性咽喉炎者,是风火结于喉中,与喉之津液相结而成痰火,痰火郁结于喉咙。常伴有咽喉干燥、疼痛。二者病久均可使咽喉部血液循环受碍,产生血瘀证。

二、诊断要点

咽喉异物感如梅核梗阻,咽之不下,咯之不出,时发时止。

三、辨证要点

(一)痰气郁结

(1)情绪不畅史。

(2)咽喉有异物感。

(二)痰火郁结

(1)咽喉干燥。

(2)咽喉有异物感。

四、常用药物经验

(一)常用药物

常用药物见表 7-1。

表 7-1　梅核气常用药物

药名	适应证
柴胡、枳壳、香附、白芍	胸、脘胁胀痛
川芎、苍术、香附、六神曲、栀子	心下痞满,食欲缺乏,嗳气
甘草、小麦、大枣	烦躁,哭笑无常
百合、知母	心烦失眠,口舌干燥
龙骨、琥珀	烦躁易惊
苏梗、玫瑰花、绿萼梅	咽中有异物感,气郁喉间
当归、白芍、柴胡、白术、茯苓	胸胁胀满,嗳气则舒;月经不调
牡丹皮、栀子	情绪不畅,口苦,目赤
川木香、槟榔、川楝、当归、赤芍、川芎	月经前肢体胀满不适
半夏、厚朴、茯苓	咽中有异物,痰阻喉间
乌药、沉香、槟榔、川木香	怒气郁结,心腹胀痛
旋覆花、蝉蜕、僵蚕、姜黄、大黄	舌黯苔黄,口唇紫黯,心烦不适,莫名其状
合欢花	情绪不畅,失眠
代代花、厚朴花	胁腹胀满,口舌干燥,或舌红苔少

(二)用药经验

分别用豁痰理气、清热化痰利咽法。方以自拟玫瑰半夏厚朴汤。半夏10 g、厚朴10 g、苏梗 30 g、茯苓 30 g、浙贝 10 g、玫瑰花 10 g、绿萼梅 10 g。舌苔白腻加木蝴蝶。

五、证治经验

(一)咽神经官能症(痰气郁结)

(1)临床表现除咽喉症状外,有明确的情志郁结史。伴失眠,胸闷,喜叹气,纳呆。治则:化痰理气。方药:玫瑰半夏厚朴汤。失眠加合欢花 30 g;胸闷加枳壳 10 g、瓜蒌 30 g;纳呆加麦芽 30 g。

(2)伴两胁胀满,宜舒肝解郁、化痰利咽。方药:柴胡 10 g、枳壳 10 g、赤芍10 g、

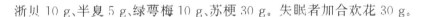

浙贝 10 g、半夏 5 g、绿萼梅 10 g、苏梗 30 g。失眠者加合欢花 30 g。

(二)慢性咽炎(痰火郁结)

证见咽喉中如有物堵,咽喉干燥或疼痛,喜欢清嗓,或见干咳。

治则:利咽清热化痰。

方药:加味元麦甘桔汤,僵蚕 12 g、薄荷 10 g、甘草 10 g、桔梗 10 g、元参 30 g、麦冬 15 g、木蝴蝶 10 g。

加减:干咳加海浮石 30 g、蜜炙麻黄 10 g。

二者病久,均可于上方中加入丹参 30 g、当归 20 g 活血通络。骨质增生所致者,主要依靠颈椎牵引法治疗。

第二节 消 渴

一、病因、病机

消渴即糖尿病,其发病原因与机制目前尚不完全清楚,但多数人认为遗传因素加发病环境是形成该病的主要病因。中医仍然依照明清时的理论,即燥热、阴虚、气阴两虚、阴阳两虚论治。近年来多以郁、热、虚、损 4 个阶段治疗。

清代喻昌所论消渴,条理清晰,立论甚高,妙笔生花。但处方仍以六味地黄为主,其清燥救肺汤虽有名气,用于治疗消渴,效果平平。

目前多数医家认为该病与脉络瘀阻有关。于是给糖尿病的治疗增添了活血化瘀的方法,这样无论在降低血糖方面还是在治疗糖尿病的并发症方面,临床病情好转率均有明显的提高。

二、常用药物经验

(一)常用药物

常用药物见表 7-2。

(二)用药经验

(1)黄连、黄芩、大黄三药相合有降糖作用,尤其对舌苔黄腻,胃中燥热者。但黄连成人要用到 20 g 以上。脾胃凉者可加 10～15 g 干姜。

(2)人参、石膏、知母三药一组生津液、益肺气,滋肾阴、泻胃热。对于以口渴、体倦为主者效果甚好。

（3）太子参、黄芪、天花粉、葛根、桑白皮、苍术、栀子、山茱萸、制首乌、水蛭为其余治疗 40 岁以后糖尿病的基本方。

（4）黄连、黄芩、栀子、桑白皮、葛根、桑椹、天花粉、黄芪为治疗年轻人糖尿病的基本方。重体力劳动舌苔厚腻者加枳实、牵牛子。

（5）以上方药对改善糖尿病症状有明显的效果。对于轻中度血糖增高者有降糖作用。

表 7-2　糖尿病常用药物

药名	适应证
黄连、黄芩、栀子	血糖高、舌苔黄腻
太子参、黄芩、天花粉	体倦乏力、口干、口渴、易汗
山药、制首乌、山茱萸	口渴、尿多、腰膝酸软
葛根、桑白皮	血糖高、舌红苔少
水蛭	血糖高、舌有瘀点
苍术	血糖高、舌苔白腻
乌梅、僵蚕	血糖高
石膏、知母、人参	血糖高、以口渴为主
佩兰	血糖高、口中发甜
红景天	血糖高、容易疲劳

三、证治经验

（一）以 2 型糖尿病与 2 型糖尿病并发症为主

患者大多"郁"与"热"并存。郁则气郁与食郁，热则阳明郁热或阳明燥热。气郁者多见于工作压力过大与忧思过度者；食郁者多见肥甘厚味或肌饱不适，劳累过度，饮食无节之人。该病多兼脾胃虚弱、阴火上乘、精气下流之病机。基于此种思路，气郁兼少阴阳明郁热者，以益气补脾、清泻少阴阳明郁热为法。方药：太子参 30 g、黄芪 30 g、葛根 30 g、黄连 10 g、桑白皮 20 g、栀子 10 g、天花粉 20 g、石膏 30 g（先下）、知母 15 g。舌苔白腻者加苍术；食郁阳明燥热者，余以消食导滞、清泻阳明燥热为法。方药：葛根 30 g、桑白皮 30 g、桑椹 30 g、黄连 10 g、黄芩 20 g、枳实 10 g、牵牛子 15 g、黄芪 30 g、天花粉 30 g。口渴加石膏 30 g、知母 10 g；便干加大黄 10 g。容易疲劳者加太子参 30 g、红景天 15 g。

(二)糖尿病验方

复原降糖方:西洋参 30 g、人参 30 g、太子参 30 g、黄芪 30 g、天花粉 30 g、山药 30 g、苍术 30 g、制首乌 30 g、水蛭 30 g、葛根 30 g、山茱萸 20 g。研粉,每天3 次,每次 6 g。

第三节 汗 证

汗证是指人体阴阳失调,营卫不和,腠理开阖不利而引起汗液外泄的病证。病位在肌表腠理之间。

一、病因、病机

(一)病因

(1)外邪入侵荣卫不和。

(2)内有实热。

(3)病久阴阳失调。

(4)更年期阴阳失衡。

(二)病机

(1)阳虚固守阴液失职。

(2)阴虚火旺、实(湿)热于里,迫使阴液外泄

二、诊断要点

(一)自汗

不因天热及穿衣过暖和服用发散药物等因素而自然汗出。

(二)盗汗

入睡后出汗。

三、辨证要点

根据汗出的表现,方书虽分自汗、盗汗、脱汗、战汗、黄汗 5 种之多。但其余常见的汗出病证多为自汗、盗汗。

自汗者多见气虚、阳虚、实热、荣卫不和;盗汗多见阴虚、血瘀、阴阳失调。

（一）气虚

(1)动则汗出、体倦乏力。

(2)自汗，短气不足以息。舌胖苔白。

（二）阳虚

(1)汗出伴畏寒肢冷。

(2)黎明汗出。舌淡苔白。

（三）实热

(1)头部津津汗出。

(2)汗出，便干尿赤，舌苔黄厚腻，脉实大。

（四）湿热

(1)汗出津津，身热不扬。

(2)汗出，寒热模糊。舌苔白腻黄，脉濡。

（五）营卫不和

时发热自汗出，汗后恶寒。

（六）阴虚

以盗汗为主，伴脚手心发热，或口舌干燥。舌红苔少，脉细数。

（七）血瘀

汗出日久不愈，舌黯或舌有瘀斑、瘀点。

（八）阴阳失调

烘热汗出，心烦失眠，骨蒸、畏寒。

四、常用药物经验

（一）常用药物

常用药物见表7-3。

表7-3　汗证常用药物

药名	适应证
黄芪、煅牡蛎、浮小麦	自汗、盗汗通用
山茱萸、五味子	自汗、盗汗、眼睛干涩
麻黄根	盗汗通用

药名	适应证
仙鹤草	儿童盗汗
桑叶	儿童盗汗
生地黄、熟地黄	口干、口渴、盗汗
仙茅、淫羊藿	黎明盗汗
桂枝、白芍、甘草、干姜	汗出畏寒
大黄、芒硝、甘草	大便干燥、汗出津津

(二)用药经验

(1)麻黄根、牡蛎、龙骨可选用于自汗、盗汗各个证型的应症处方中。

(2)龙骨、牡蛎补正气而止汗,敛正气而不敛邪气。与参附相伍急救回阳、固脱止汗。阴虚生用,阳虚煅用。

(3)麻黄根走表止汗,可引诸止汗之药达表。自汗、盗汗均可选用。

(4)黄芪、白术益气健脾,固表止汗。用于表虚自汗。

(5)生黄芪可泻火滋阴,可用于阴虚盗汗。

(6)生白术与生芪相配,伍入大队滋阴止汗药中可佐其滋腻之性。

(7)浮小麦安心神、止汗出。心阴虚弱,自汗、盗汗均可选用。

(8)山茱萸、知母、女贞、五味子、夜交藤均为补肾止汗之良药。常在更年期汗出证中选用。①知母滋阴泻火,用于骨蒸盗汗。②山茱萸平补肝肾,酸收止汗。用于肝肾虚弱阴阳失调之汗出。③女贞子交通心肾而止汗。④夜交藤补益肝肾,安神止汗。⑤五味子五味俱备,滋肾敛肺,虚劳证之肺肾阴虚,虚阳盗汗者多选用。

(9)桑叶滋润解表,止汗而不恋邪。傅青主善用之止汗。以桑叶与仙鹤草大枣相伍,治疗儿童外感热退,汗出难愈者效果甚佳。

五、汗证常用处方

(1)气虚自汗以黄芪牡蛎散为主。炙黄芪 30 g,煅牡蛎 30 g,浮小麦 30 g,山茱萸 15 g,麻黄根 30 g。

(2)阳虚自汗以二仙黄芪牡蛎散为主。仙茅 30 g,淫羊藿 30 g,炙黄芪 30 g,煅牡蛎 30 g,浮小麦 30 g,山茱萸 15 g。

(3)实热自汗以调胃承气汤为主,芒硝 10 g(冲),大黄 10 g,甘草 10 g。

(4)湿热自汗以三仁汤为主。苦杏仁 10 g,白蔻仁 10 g,薏苡仁 20 g,竹叶

6 g,甘草 10 g,厚朴 10 g,通草 10 g,滑石 10 g(布包),佩兰 10 g。

(5)荣卫不和自汗以桂枝汤为主。桂枝 10 g,白芍 15 g,甘草 10 g,干姜 10 g,大枣 2 枚。

(6)盗汗以当归六黄汤为主。当归 10 g,黄芪 30 g,黄柏 10 g,黄芩 20 g,黄连 10 g,生地黄 15 g,熟地黄 15 g,麻黄根 30 g。

(7)小儿盗汗以仙鹤桑叶龙牡汤为主。仙鹤草 10 g,桑叶 6 g,甘草 6 g,大枣 2 枚,龙骨 20 g(先下),煅牡蛎 20 g(先下)。

(8)血瘀自汗以血府逐瘀汤为主。柴胡 10 g,赤芍 10 g,枳壳 10 g,甘草 10 g,桃仁 10 g,生地黄 10 g,川芎 10 g,当归 10 g,桔梗 10 g。

(9)阴阳失调自汗或盗汗以二仙汤为主。仙茅 30 g,淫羊藿 30 g,当归 10 g,知母 30 g,怀牛膝 10 g,山茱萸 20 g,浮小麦 30 g。

六、证治经验

(一)盗汗

盗汗可分夜半汗出和黎明汗出。前者多为阴虚盗汗,后者多为阳虚盗汗。

(二)阴虚盗汗

证见夜里汗出,五心烦热,舌红苔少,脉细数。有时也可伴低热。肺阴虚者可伴潮热,咳嗽胸痛,甚至咳血;心阴虚者可伴失眠心悸,神情恍惚。

(1)肾阴虚者可伴腰膝酸软,遗精耳鸣。治则:养阴敛汗。方药:当归六黄汤为首选方。方药见汗证常用处方。

(2)心阴虚失眠心悸者,加酸枣仁 30 g,知母 30 g,浮小麦 30 g;神情恍惚者可合甘麦龙琥汤。甘草 30 g,浮小麦 30 g,龙骨 30 g,琥珀 10 g(冲)。

(3)肺阴虚者多为痨证,治疗以养阴润肺敛汗杀虫为法。方用当归六黄汤合百合固金汤。百合固金汤:百合 30 g、生地黄 20 g、熟地黄 10 g、元参 30 g、川贝 10 g、甘草 10 g、麦冬 12 g、白芍 10 g、当归 10 g。

(4)心肾阴虚多见妇人更年期心肾不交,以交通心肾为主。心悸失眠改善盗汗随之见好,以二仙汤加减。山茱萸、女贞子、夜交藤、浮小麦均可选用。

(5)病程日久,阴津亏少,血受煎成瘀,而成瘀血盗汗。常见痨证日久不愈者。证见面色晦暗,身体瘦弱,潮热盗汗。舌紫或有瘀斑,脉细涩。这是阴虚夹瘀,治疗以滋阴祛瘀敛汗杀虫法。可用金匮鳖甲煎丸合当归六黄汤。

(6)儿童盗汗往往伴惊悸,多为缺钙,治疗以补钙加中药仙鹤桑叶龙牡汤。

第四节 内 伤 发 热

内伤发热是指以内伤为病因,以气血阴阳亏虚、脏腑功能失调为基本病机,以发热为主要临床表现的病证。临床上多表现为低热,也可表现为高热;一般起病较缓、病程较长。此外,有的患者仅自觉发热或五心烦热,而体温并不升高,亦属于内伤发热的范围。

内伤发热由各种病因所致,其涉及范围甚广。如劳思过度、情志不畅、饮食不节、房劳过度、阴精亏耗、阳气虚衰、痰湿停滞、瘀血内阻、久病失血,均可导致脏腑气血阴阳失调而引发本病证。常见有阴虚、阳虚、气虚、血虚、血瘀、气滞、湿阻等,并以虚实兼夹之证为多。内伤发热的病位在脾、胃、肝、肾,其中以脾、肾为主。病性以虚为主,亦可见有实证,常虚实夹杂,其虚为脏腑阴阳气血亏虚,其实为气滞、血瘀、痰湿阻滞。总的趋势是始则病气,继则病痰湿血瘀,既可由脾及肾,又可由肝犯脾、由脾及肝,亦可由肝及肾,证型之间可以相互转化。中医治疗内伤发热有其特色与优势,以药物治疗为主,还可配合针灸、饮食调护等。根据气血阴阳亏虚、脏腑功能失调的基本病机,虚证治法包括益气健脾、甘温除热、养血清热、滋阴清热、温补阳气、引火归元等;实证治法包括疏肝理脾、解郁清热、活血化瘀、利湿清热、宣畅气机等。

内伤发热是临床上常见的病证,是与外感发热相对应的一类发热,可见于多种疾病中。西医学无内伤发热之名,而以发热统论之。西医学的原因不明发热,功能性低热,肿瘤、血液病、结缔组织疾病、内分泌疾病、部分慢性感染性疾病所引起的发热以及某些原因不明的发热,中医治疗确有疗效,可参照本节进行辨证论治。

一、病证诊断

(1)内伤发热起病缓慢,病程较长,多为低热,或自觉发热,表现为高热者较少,不恶寒,或虽有怯冷,但得衣被则温,常兼见头晕、神疲、自汗、盗汗、脉弱等症。

(2)一般有气、血、水壅遏或气血阴阳亏虚的病史,或有反复发热的病史。

(3)必要时可做有关的实验室检查,以进一步辅助诊断。

二、鉴别诊断

外感发热与内伤发热两者虽均有发热,但是,外感发热起病较急而病程较短,呈持续性,热度大多较高,发热的类型随病种的不同而有所差异,发热初期大多伴有恶寒,其恶寒得衣被而不减,常兼有头身疼痛、鼻塞、流涕、咳嗽、脉浮等症,由感受外邪,正邪相争所致,属实证者较多。内伤发热起病缓慢而病程较长,呈间歇性,多为低热,或自觉发热,或五心烦热,表现高热者较少,不恶寒,或虽有怯冷,但得衣被则除,多兼见头晕、神疲、自汗、盗汗、脉弱无力等症。

三、证候诊断

内伤发热的热型以低热、潮热和骨蒸、五心烦热最为常见,有时也可见高热。

(一)低热

低热是指体温不超过 38 ℃的发热,在内伤发热中居于首位。尤其多见于虚损患者,但也可见于外感病之初期(多与恶寒、头身疼痛等并见)及后期(为病后余热未清,多与形气虚弱等并见)。

对于内伤低热,临床往往根据其发生的时间和表现特点以辨其病位(气、血、阴、阳)和病性(虚、实)。

(1)午前发热多属阳虚,患者体温虽高而往往并不自觉。常伴面色㿠白、精神疲倦、喜卧懒言、四肢欠温、形寒自汗、口淡不渴、腰膝酸软、舌质胖淡、脉沉细无力等。

(2)午后发热多属阴虚,其热自肌骨而出(轻按不热,重按则热,是热在筋骨间;轻按重按俱不热,不轻不重按之乃热,是热在肌肉间)。患者往往表现有骨蒸盗汗、心烦颧红、五心烦热、舌红脉细数等。

(3)出血而发热或于月经期间发热者,为血虚发热。患者表现面色萎黄、心悸气短、头晕眼花、指甲苍白、月经量少、舌淡苔少、脉大而弱等。

(4)情志不遂,郁而化热者,为气郁发热。其发热之变化与情绪有明显的关系。

(5)手足心热而额部反冷或蒸蒸发热而薄暮转甚者,见于食积发热,伴有嗳腐吞酸、胸脘满闷、矢气如败卵、恶闻食臭、舌苔满布、脉沉滞等。

(6)发热无定时见于气虚发热。气虚发热也可表现为上午发热,下午热退,兼见形寒自汗,遇劳加重,倦怠无力,少气懒言,面色萎黄,纳少便溏,舌淡苔白,脉弱等。

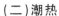

（二）潮热

发热有定时，按时而至，状若潮水之发热名曰潮热，平时或有身热，发时则按比例增高而恶热，以日晡及夜间发作者为最多。

1.阴（血）虚发热

阴（血）虚发热多为午后或入暮潮热或骨蒸发热（热在骨髓），兼见心烦盗汗、形体消瘦、两颧发红、心悸失眠、大便干结、腰酸腿软及阴虚脉、舌象等；血虚者兼见面色不华、耳鸣眼花、经水涩少、舌淡无苔或少苔、脉大而弱且按之无力等。

2.阳虚发热

阳虚发热多为午前潮热，或体温升高而患者无明显发热之感。甚则面赤身热而反得近衣或发热自汗而不胜风寒。阳虚发热，实系假热真寒。可为上热下寒或外热内寒。阳虚发热，实际上是虚阳上浮，阴盛格阳的表现。气属阳，故气虚发热有时表现为上午潮热，下午热退的现象。

3.瘀血发热

瘀血发热多为日晡（申时）潮热或夜间潮热。兼见口干咽燥而不欲饮，或小腹急结、大便色黑、小便自利、面色晦暗或眼圈青黑、妇女痛经、舌质紫黯或有瘀斑、脉涩等征象。

此外，肝郁发热，也可见到日晡潮热，其热与情绪有关，兼见精神抑郁、心烦易怒、胸胁胀满、月经不调或乳房胀痛等症状。

（三）五心烦热

五心烦热最常见于阴虚发热者，表现为两手、足心发热，常想触摸冷物，或睡时手足伸出被外，也有单独两手心或两足心热的，往往伴有心胸烦热。系阴血不足，内热烦扰之表象。若伴手足心潮润多汗者，则属血虚。

四、病因、病机

（一）病因

1.原发病因

（1）劳思过度：思虑劳累太过，损伤脾肾，而致脏腑功能失调，气、血、阴、阳亏虚而致发热。

（2）情志不畅：肝喜条达而主疏泄，若忧思郁怒，而致肝失条达，气机郁滞，郁而化火，肝火内盛，而致发热。

（3）饮食不节：由于饮食失调，损伤脾胃，导致脾胃虚弱，中气不足，阴火内生,而致发热。

(4)阴精亏耗:素体阴虚,或房劳过度,或热病日久,耗伤阴液,或误用、过用温燥药物等,导致阴精亏损,水不制火,阴衰则阳盛,阳气相对偏盛,而引起发热。

(5)阳气虚衰:素体阳气不足,或房劳过度,或寒证日久伤阳,或误用、过用寒凉药物,以致肾阳虚弱,火不归元,虚阳浮越于外而致发热。

2.继发病因

(1)痰湿停滞:由于饮食失调、忧思气结等使脾胃受损,失其运化之职,以致痰湿内生,痰湿停留,久则郁而化热,进而引起内伤发热。

(2)瘀血阻滞:气机阻滞、气虚不运、寒凝经脉、热邪熏蒸、外伤、出血等原因导致瘀血阻滞经络,气血运行不畅,郁滞不通,壅而为热。

(3)久病失血:久病心肝血虚,或脾虚不能生血或因长期慢性病的各种出血,以致阴血亏耗,阳气亢盛而致发热。

(二)病机

1.发病

劳思过度、情志不畅、饮食不节、房劳过度、阴精亏耗、阳气虚衰、痰湿停滞、瘀血内阻、久病失血,均可导致脏腑气血阴阳失调而引发本病证。

2.病位

病位在脾、胃、肝、肾,其中以脾、肾为主。

3.病性

以虚为主,亦可见有实证,常虚实夹杂,其虚为脏腑阴阳气血亏虚,其实为气滞、血瘀、痰湿阻滞。

4.病势

总的趋势是始则病气、继则病痰湿血瘀,既可由脾及肾,又可由肝犯脾、由脾及肝,亦可由肝及肾。

5.病机转化

内伤发热分虚、实两大类:由肝经郁热、瘀血阻滞及痰湿停聚所致者属实,故称"实火""实热";由气虚、血虚、阴虚、阳虚所致者均属虚,故称"虚火""虚热"。久病往往由实转虚、由轻转重。其中以瘀血病久,损及气、血、阴、阳,分别兼见气虚、血虚、阴虚、阳虚,而成为虚实兼夹之证。其他如气郁发热日久,正气亦亏虚,而成为气郁气虚之发热;若热伤阴津,则转化为气郁阴虚之发热;气郁亦可致血瘀而产生气滞血瘀之发热;气虚发热日久,可致血瘀,而产生气虚血瘀之发热;气虚发热日久亦可病损及阳,阳气虚衰,则发展为阳虚发热。

6.证类病机

内伤发热病的基本病机是阴阳气血亏虚,脏腑功能失调。

(1)气虚发热证:脾胃气虚,中气不足,阴火内生而致发热。本有气虚,遇劳则更耗其气,故发热多在劳累之后发生或加重;脾胃气虚、气血生化乏源,以致头晕、乏力、心悸、气短、懒言、舌质淡、脉虚弱;中气不足,可致气虚下陷,见有久泻、久痢、脏器下垂、崩漏等;气虚不固,则见有自汗,易于感冒。

(2)血虚发热证:血本属阴,阴血不足,无以敛阳,故发热。血不养心则心悸怔忡、失眠多梦;血虚不能上荣头目,外濡肢体,则见头晕目眩、面白少华、唇甲色淡、身体乏力、舌淡、脉细弱。

(3)阴虚发热证:阴精亏虚,阴衰则阳盛,水不制火,虚火内炽。故见午后或夜间发热、手足心热、骨蒸潮热;虚火上炎,扰乱心神,而致心烦、少寐;内热熏蒸,逼迫津液外泄则盗汗;阴虚火旺,则津亏失润,故口干咽燥、大便干结、舌红少苔、脉细数。

(4)阳虚发热证:阳气虚衰,阴寒内生,则阳无所依,浮散于外而发热。由于发热为标,阳气虚衰为本,故虽有发热,但欲近衣被,并伴形寒怯冷、嗜卧、腰膝酸软、舌淡胖或有齿痕、苔白润、脉沉细无力。

(5)气郁发热证:肝主疏泄,性喜条达。若气机不畅,肝失疏泄,而致肝气郁结,气郁化火或气滞血瘀,导致肝火内盛而致发热;若脾虚,气血生化乏源,肝血不足,致肝郁化火而发热。因肝之疏泄功能失常,气机不畅,故见精神抑郁、胸胁胀痛、善太息等;气郁化火而见有烦躁易怒、口苦而干、舌红苔黄、脉弦数等。

(6)瘀血发热证:瘀血停积,气血不通,营卫壅遏,引起发热。瘀血病在血分,属阴,故发热多在下午或夜晚出现;瘀血停着之处,气血运行受阻,故表现为自觉局部发热或疼痛固定不移,或有肿块,舌质紫黯或有瘀斑、瘀点,脉涩。

(7)湿郁发热证:湿为阴邪,湿阻于内,郁而化热,故低热,午后热甚,湿阻气机。脾胃升降失和,故胸闷不思饮食、脘痞、渴不欲饮、甚或恶心呕吐;湿与热合,停滞肠中,可致大便黏滞不爽、舌苔黄腻、脉濡数。

五、临床治疗

(一)气虚发热

1.症舌脉

发热,热势或低或高,常在劳累后发作或加重,头晕,倦怠乏力,气短懒言,自汗,易于感冒,食少便溏,舌质淡,苔薄白,脉弱。

2.病机分析

因发热由气虚所致,劳则耗气,故发热常在劳累后发作或加剧;脾胃气虚,气血生化乏源,脏腑经脉失于濡养,故头晕,气短懒言,倦怠乏力;中气不足,脾失健运,故食少便溏;气虚卫表不固故自汗,易于感冒;舌质淡,苔薄白,脉虚弱均为气虚之征。

3.治法

益气健脾,甘温除热。

(1)方药运用。常用方:补中益气汤加减。药物组成为人参、黄芪、白术、甘草、当归、陈皮、升麻、柴胡。

加减:若自汗较多者,可酌加浮小麦、牡蛎、糯稻根以固表敛汗;头痛甚者,可酌加川芎、蔓荆子、藁本、羌活、细辛等品,以祛风止痛;汗出恶风者,加桂枝、白芍以调和营卫;脾虚夹湿,而见胸闷、脘痞、舌苔白腻者,酌加苍术、厚朴、藿香、佩兰、茯苓以健脾祛湿;大便稀薄,四末欠温者,酌加干姜、肉桂,以温运中阳。

常用中成药为补中益气丸:每次9 g,每天2～3次。补中益气,升阳举陷。用于脾胃虚弱、中气下陷证引起的体倦乏力、虚劳寒热、食少腹胀、久泻、脱肛、子宫脱垂。

(2)针灸。

主穴:针刺大椎、曲池、内关、间使等穴;灸气海、关元、神阙、足三里等穴。

操作方法:大椎,直刺0.5～1寸,施捻转泻法;百会,向后斜刺0.3寸,施捻转补法;内关、间使,直刺1.5寸,施平补平泻法;诸穴得气后留针30分钟。或气海、关元、神阙、足三里等穴用艾条温灸,每穴各灸5分钟,以局部皮肤潮红为度。

临证参考:气虚发热而兼有湿热,以及气虚之人夏季感受暑湿,而见有发热头痛,口渴,自汗,倦怠乏力,胸闷身重,不思饮食,大便溏薄,小便短赤,舌淡苔腻或微黄,脉象虚弱等症者,可选用李杲《脾胃论》之清暑益气汤益气健脾,除湿清热以治之。方由黄芪、苍术、升麻、人参、泽泻、神曲、陈皮、白术、麦冬、当归、炙甘草、青皮、黄柏、葛根、五味子组成。方中以黄芪、人参、白术、炙甘草、升麻补气健脾升阳除热,苍术、黄柏除湿清热,苍术合神曲可祛湿运脾,青皮、陈皮理气除满,麦冬、五味子合人参益气养阴生津,有生脉散之意,葛根可助升麻升举清阳,并可解热生津。

(二)血虚发热

1.症舌脉

发热,热势多为低热,有时亦见高热,头晕目眩,身倦乏力,心悸不宁,失眠多

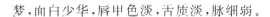

梦,面白少华,唇甲色淡,舌质淡,脉细弱。

2.病机分析

血本属阴,血虚不能濡养,阴衰阳盛,阳气外浮而引起发热是本证的主要病机;血不养心则心悸不宁,失眠多梦;血虚不能上荣头目、濡养肢体,则头晕目眩,面白少华,身倦乏力,唇甲色淡;舌质淡,脉细弱,为血虚失养,血脉不充之象。

3.治法

益气健脾,养血宁心。

(1)方药运用。常用方:归脾汤加减。药物组成为黄芪、人参、茯神、白术、当归、龙眼肉、酸枣仁、远志、木香、甘草。

加减:若血虚较甚者,可酌加熟地黄、枸杞子、制何首乌、阿胶以补益精血;热势较甚、发热不退者,可酌加银柴胡、牡丹皮、白薇、地骨皮、胡黄连以清退虚热;由慢性失血所致的血虚发热,若仍有少许出血者,可酌加三七粉、仙鹤草、茜草、棕榈炭、地榆炭、白茅根、侧柏炭以止血,并可根据出血部位的不同选用相应的止血之品。

常用中成药为人参归脾丸。每次9g,每天2次。益气补血,健脾养心。用于气血不足,心悸,失眠,食少乏力,面色萎黄,月经量少,色淡。

(2)针灸。主穴:针刺足三里、膈俞、曲池等穴。

操作方法:足三里进针1～1.5寸,施捻转补法;膈俞,向脊柱方向斜刺0.5～0.8寸,施捻转补法;曲池,直刺1～1.5寸,施提插泻法;诸穴得气后,留针30分钟。

临证参考:若属劳倦内伤、血虚气弱,而见有肌热面赤,烦渴欲饮(喜热饮),脉大而虚软,重按无力,以及妇人崩漏或产后血虚气脱之体虚发热者,当予当归补血汤以补气生血。方中重用黄芪大补脾胃之气,以资生血之源,配当归辛甘而温,养血和营,使阳生阴长,气旺血生,则虚热自退。临床运用当归补血汤,须注意黄芪与当归之用量比例。若见有湿阻暑热之证,则应停用滋腻养血之品,宜用益气健脾运胃之剂,待脾胃运化功能正常,再逐渐增加养血之剂。

(三)阴虚发热

1.症舌脉

午后或夜间发热,发热不欲近衣,手足心发热,或骨蒸潮热,心烦,少寐,多梦,两颧红赤,盗汗,口干咽燥,大便干结,尿少色黄,舌少津而干或有裂纹,舌质红,无苔或少苔,脉细数。

2.病机分析

阴精亏虚,阴不制阳,阴虚火旺,邪热内伏阴分,而生内热。病在阴分,故午后或夜间发热,手足心热,骨蒸潮热而不欲近衣被;虚火上炎,扰动心神,故心烦少寐,多梦不安;内热迫津外泄,故盗汗;阴虚火旺,津亏于内,故口干咽燥,便干尿少;舌红少津,或有裂纹,少苔或无苔,脉细数,均为阴虚火旺之征。

3.治法

滋阴清热。

(1)方药运用。常用方:清骨散加减。药物组成为银柴胡、胡黄连、秦艽、鳖甲(醋炙)、地骨皮、青蒿、知母、甘草。

加减:若阴虚较甚者,可酌加玄参、龟甲、制何首乌以滋养阴精;虚火上炎,扰动心神,而见心烦、失眠、多梦者,可酌加酸枣仁、柏子仁、远志、夜交藤养心安神;兼有气虚而见有头晕气短、体倦乏力者,可酌加沙参、麦冬、五味子以益气养阴;盗汗较甚者,可去青蒿,加煅牡蛎、浮小麦、糯稻根以固表敛汗。

常用中成药:知柏地黄丸。每天2次,每次9g。用于肝肾阴虚、虚火上炎所致的腰膝酸软、头目昏晕、耳鸣耳聋、牙痛及口干咽痛、遗精、盗汗、小便短赤,或骨蒸潮热、颧红、咽燥等。

(2)针灸。主穴:针刺太溪、复溜、三阴交等穴。

操作方法:太溪,直刺0.5~1寸,施捻转补法;复溜,直刺0.5~1寸,施捻转补法;三阴交,直刺1~1.5寸,施捻转补法;诸穴得气后,留针30分钟。

临证参考:若见夜热早凉,热退无汗,舌红少苔,脉细数者,可予青蒿鳖甲汤以养阴透热;对于阴虚发热,可根据脏腑阴虚偏甚的不同情况选用基础方剂,如心阴偏虚而兼见心悸怔忡,手足心热甚,舌尖红,脉细数或促者,可选用加减复脉汤、天王补心丹;肝阴偏虚而兼见眩晕,易惊,肌肉瞤动,胁肋疼痛,脉弦数者,可用归芍地黄汤或保阴煎合化肝煎加减;脾胃阴虚偏甚而兼见口干欲饮,不思饮食,大便燥结,舌干或生疮,脉细数者,可用沙参麦冬汤、益胃汤;肺阴偏虚而兼见干咳痰少,声嘶,咳血,鼻燥咽干者,可用清燥救肺汤、百合固金汤;肾阴偏虚而兼见腰膝酸软,咽痛,颧红,遗精,或有脱发者,可用大补阴丸、六味地黄丸、知柏地黄丸,然后均可根据发热的具体情况,酌加银柴胡、地骨皮、秦艽、白薇等品以消退虚热。若单用滋阴清热方药热仍不退者,可在滋阴清热方剂中,酌量加入温而不燥的助阳之品,如淫羊藿、菟丝子、锁阳、肉苁蓉、巴戟天、鹿角胶等品。但不可过多应用,防止耗伤阴液。

(四)阳虚发热

1.症舌脉

发热而欲近衣被,形寒怯冷,四肢不温,面色㿠白,少气懒言,头晕嗜卧,腰膝酸软,纳少便溏,舌质淡胖,或有齿痕,舌苔白润,脉沉细无力。

2.病机分析

肾阳亏虚,虚阳外浮而致发热为本证的主要病机。因肾阳虚衰,失于温煦,故形寒怯冷,四肢不温,而欲近衣被,面色㿠白,腰膝酸软;肾阳不足,五脏虚衰,故少气懒言,头晕嗜卧,纳少便溏、舌质淡胖、有齿痕,脉沉细无力,为阳气衰弱之象。

3.治法

温补阳气,引火归元。

(1)方药运用。常用方:干地黄、山萸肉、山药、桂枝、附子、茯苓、泽泻、牡丹皮。

加减:若阳虚气弱,短气乏力者,加人参补益元气;火不生土,大便稀薄者,加干姜、白术温建中阳;五更泄泻者,可合四神丸同用,补肾固涩;遗精腰酸者,加补骨脂、续断、芡实、金樱子等品以补肾涩精。

常用中成药:金匮肾气丸。每天 2 次,每次 9 g。温补肾阳,化气行水。用于肾虚水肿,腰膝酸软,小便不利,畏寒肢冷等。

(2)针灸。主穴:针刺百会、风池、关元等穴。

操作方法:百会,斜刺 0.3～0.5 寸,施小幅度高频率捻转补法;风池,直刺 0.5～1 寸,施平补平泻法;关元,直刺 1 寸,施捻转补法;诸穴得气后,留针 30 分钟。

临证参考:夏令内伤发热,多系禀赋不足,复感暑热,如用清暑益气方药而罔效,虽未见明显肾虚证候,亦可用金匮肾气丸或右归丸与清暑化湿之剂加减运用。若属阳虚发热之轻证,可用保元汤加减;如属脾阳不足所致者,可选用理中丸温补脾阳。若属于阳虚阴盛之戴阳证,是为外感内伤发热后期之重症,应参照厥脱证加以论治。

(五)气郁发热

1.症舌脉

发热多为低热或潮热,热势常随情绪波动而起伏,精神抑郁,烦躁易怒,胸胁胀痛,喜叹息,口干而苦;纳食减少,舌红苔黄,脉弦数。女子常见月经不调,经行不畅,乳房作胀。

2.病机分析

本证多因情志不畅,肝气郁滞,气郁化火而致,故病情常随情绪波动,热势亦随之起伏。肝气郁结,气机不畅,失其条达之性,故精神抑郁,烦躁易怒,胸胁胀痛,喜叹息,女子则见有月经不调,经行不畅,乳房作胀。肝郁乘脾,则纳食减少,口干而苦,舌红苔黄,脉弦数均为肝郁化火之征。

3.治法

疏肝理脾,解郁清热。

(1)方药运用。常用方:丹栀逍遥散加减。药物组成为当归、白芍、柴胡、白术、茯苓、炙甘草、牡丹皮、栀子、生姜、薄荷。

加减:若气郁较甚,胸胁疼痛不解者,可酌加香附、郁金、青皮、川楝子、延胡索以加强疏肝理气止痛之效。若热象较甚,舌红,口干,便秘者,可去白术,酌加龙胆草、黄芩以增清肝泄热之功。若妇女见有月经不调者,可酌加泽兰、益母草活血调经;乳房胀甚者,可酌加青皮、香附、瓜蒌等理气宽胸之品。

常用中成药:丹栀逍遥丸。每天 2 次,每次 6~9 g。疏肝解郁,益气健脾,养血清热。用于肝郁化火,胸胁胀痛,烦闷急躁,颊赤口干,食欲缺乏或有潮热,以及妇女月经不调,少腹胀痛。

(2)针灸。主穴:针刺期门、行间、三阴交等穴。

操作方法:期门,斜刺 0.3~0.5 寸,施平补平泻法;行间,直刺 0.5~1 寸,施捻转提插泻法;三阴交,直刺 1~1.5 寸,施捻转补法;诸穴得气后,留针 30 分钟。

临证参考:若肝经火热较甚,面红目赤,口苦,心烦易怒,舌质红,脉弦数有力者,可选用龙胆泻肝汤以清肝泻火。方中以龙胆草、栀子、黄芩、柴胡清泻肝经火热;泽泻、车前子、木通利水清热,使火热从小便而出;然肝为藏血之脏,肝经实火,易伤阴血,且所用诸药又属苦燥渗利伤阴之品,故方中又加生地黄养阴,当归补血,使祛邪而不伤正,使泻中有补,清中有养;甘草既防苦寒之品伤胃,又可调和诸药;全方共奏清肝泻火之效。若肝经郁热,病程较长,热势不甚,而阴伤比较明显,表现为发热、胁肋疼痛、口干、舌红少苔、脉细数等症者,宜滋阴壮水,疏肝清热,方用滋水清肝饮。方中六味地黄滋养肝肾、壮水制火,丹栀逍遥疏肝清热,故可用于肝经郁热而有肝肾阴伤之患者。

(六)瘀血发热

1.症舌脉

午后或夜间发热,或自觉身体某些部位发热,口燥咽干,但欲漱水不欲咽;肢体或躯干有固定痛处或肿块,面色萎黄或晦暗,皮肤粗糙或肌肤甲错,舌质紫黯或有瘀点、瘀斑,脉弦或涩。

2.病机分析

瘀血阻滞,气血不通,壅而为热,故午后或夜间发热,或自觉身体某些局部发热。瘀血阻滞,气血运行不畅,津不上承,故口燥咽干,但欲漱水不欲咽,瘀血停着不移,或躯干或四肢有固定痛处或肿块。瘀血阻于脉络,肌肤失于濡养,故见面色萎黄或晦暗,皮肤粗糙或肌肤甲错。舌质紫黯或有瘀点、瘀斑,脉弦或涩,均为瘀血内停,血行不畅之征。

3.治法

活血化瘀。

(1)方药运用。常用方:血府逐瘀汤加减。药物组成为生地黄、当归、桃仁、红花、赤芍、川芎、枳壳、柴胡、牛膝、桔梗、甘草。

加减:热势较甚者,可酌加秦艽、白薇、牡丹皮、银柴胡以清热凉血;肢体肿痛者,可酌加丹参、郁金、延胡索等活血消肿止痛之品;心烦,口渴欲饮者,可酌加知母、石膏以清热除烦,生津止渴;时冷时热,口苦,舌苔黄腻者,可酌加黄芩、半夏清热除湿;兼气滞者,可酌加香附、陈皮、青皮等理气之品;兼痰阻者,可酌加半夏、茯苓、陈皮等化痰之品。

常用中成药:血府逐瘀丸。每天 2 次口服,每次 1～2 丸,空腹用红糖水送服。活血逐瘀,行气止痛。用于瘀血内阻,头痛或胸痛,内热瞀闷,失眠多梦,心悸怔忡,急躁易怒。

(2)针灸。主穴:针刺足三里、三阴交、关元、中极等穴。

操作方法:足三里,直刺 1～1.5 寸,施捻转补法;三阴交,直刺 1～1.5 寸,施提插泻法;关元、中极,直刺 1 寸,施捻转补法;诸穴得气后,留针 30 分钟。

临证参考:对于跌仆损伤而引起的瘀血发热,亦可选用复元活血汤或大成汤治疗。瘀血发热可由跌仆损伤而生,亦可由阴虚、血虚、气虚、阳虚、湿郁、气郁、痰积、食积等发热久治不愈入络而成,临床常见虚实夹杂之候,若一味活血理气,易导致正气更虚,热势不退,甚而反升,此时应掌握好活血与益气、养血、滋阴、助阳等之间的药物配伍关系,只有组方合理,配伍准确,用药恰当,方能收效。

(七)湿郁发热

1.症舌脉

低热,午后热甚,时有高热,胸闷脘痞,全身重着,不思饮食,渴不欲饮,恶心呕吐,大便稀薄或黏滞不爽,舌苔白腻或黄腻,脉濡数。

2.病机分析

湿邪内生,郁而化热,为本证之主要病机。湿为阴邪,阴邪自旺于阴分,所以午后发热较甚;湿性氤氲黏腻,故发病缓慢,且难速愈;湿邪阻滞气机,故见胸闷身重;湿滞中焦,故不思饮食,脘痞,渴不欲饮;胃气上逆则恶心呕吐;湿邪下趋,则大便稀薄;湿与热合,停滞肠中,亦可致大便黏滞不爽;舌苔黄腻,脉濡数,皆为湿郁化热之象。

3.治法

利湿清热、宣畅气机。

(1)方药运用。常用方:三仁汤。杏仁、白蔻仁、薏苡仁、半夏、滑石、厚朴、通草、竹叶。

加减:若湿郁化热,阻滞少阳,症见寒热如疟,寒轻热重,口苦呕逆者,可加青蒿,黄芩消解少阳之热邪;恶心呕吐较重者,加竹茹、藿香、陈皮和胃降逆;胸闷、苔腻者,加郁金、佩兰以芳香化湿;热势较甚,口渴,舌红,脉数者,加茵陈蒿、黄芩以清利湿热;若高热不退,苔黄腻,脉数,小便黄者,可加白薇、牡丹皮以增清热之力。

常用中成药:甘露消毒丸。每天 2 次,每次 6~9 g。芳香化浊,清热解毒。用于暑湿蕴结,身热肢酸,胸闷腹胀,尿赤黄疸。

(2)针灸。主穴:针刺阴陵泉、丰隆、外关等穴。

操作方法:阴陵泉,直刺 1~1.5 寸,施捻转补法;丰隆,直刺 1~1.5 寸,施捻转提插泻法;外关,直刺 1 寸,施平补平泻法;诸穴得气后,留针 30 分钟。

临证参考:若湿郁化热,熏蒸肝胆,胆汁外溢而兼见黄疸者,可合茵陈蒿汤清热利湿退黄;若兼痰热内扰,胆胃不和者,可合温胆汤清胆和胃化痰。

六、其他中医疗法

(一)灸法

灸法对内伤发热病有较好的疗效。刘冠军对内伤脾胃,元气亏虚之发热采用:每天用艾炷灸中脘 5 壮,足三里、脾俞 7 壮,气海、大椎、阳池 5 壮。连灸7天,可收良效。

(二)饮食疗法

(1)乌龟、鳖鱼各 1 个,去头尾内脏,炖服,每周 1 次。可作为阴虚发热的辅助治疗。

(2)银耳 10 g 用开水泡开,文火煮烂,放冰糖少许,每周服 1~2 次。可用于阴虚发热。

(3)人参鱼汤:每次用鱼(大头鱼)头 250 g,人参 10 g,油、盐适量,先用水 150 mL,以文火煎人参,1 小时后将鱼头放入,用急火煮熟,加入油、盐,每周服 2～3 次,两周为 1 个疗程,适用于病后气虚者。

(4)何首乌鲤鱼汤:每次用鲤鱼 1 条(约 500 g 重),何首乌 15 g,油、盐调味料适量,加水 500 mL,先煎何首乌 30 分钟后再放入鲤鱼,煎汤佐膳。每周服 2～3 次,两周为 1 个疗程,适用于病后精亏血虚者。

七、疗效评定标准

内伤发热尚无统一的疗效评定标准,仅录几家自拟标准以供参考。

(一)长期低热的疗效评定标准

痊愈:体温降至 37 ℃以下,其他临床症状全部消失,随访半年无复发者。

有效:体温降至 37 ℃以下,其他临床症状基本消失,停止治疗后体温偶有回升者。

无效:体温未降至 37 ℃以下,其他临床症状亦无明显改善者。

(二)癌热的疗效评定标准

显效:连续服药 7～10 天,体温退至正常,临床症状改善或消失,时间超过 3 天。

有效:连续服药 7～10 天,体温下降 0.5 ℃以上,临床症状改善,时间超过 3 天。

无效:服药 10 天以上,体温、症状无变化。

八、预后与转归

(一)气虚发热

气虚发热一般发病较缓,病程较长,多因饮食不节,或思虑劳倦而致,若治疗及时,注意调护,常可使中气得健,脾胃恢复正常功能,一般诸症可以治愈;反之,若治疗不及时,或治不得法,加之患者饮食无节,起居不慎,思虑劳累过度等,常可使病情加重或缠绵难愈,或气损及阳,或气虚下陷,或气虚停滞,或气虚而致血瘀等。错综复杂,预后较差。

(二)血虚发热

血虚发热发病较缓,病程较长,若治疗及时,补养气血,常可收到良效,预后较好。但若失血过多,或失治误治,易致气随血脱,出现气血两亏较甚者,预后较差。

(三)阴虚发热

阴虚发热为内伤发热中的常见证候,若治疗得当,常可获愈。若日久耗伤精气,易致气阴两虚;阴损及阳,则转化为阴阳两虚之重证;阴虚夹湿热、阴虚夹瘀血等均可致治疗上比较困难,缠绵难愈。

(四)阳虚发热

阳虚发热若治疗及时,治法得当,亦可治愈。但本证属内伤发热之较重类型,其中属于阴寒内盛,格阳于外,真寒假热者,缠绵难愈,预后较差。

(五)气郁发热

气郁发热与患者情志关系密切,若医师辨证用药准确,患者注意调畅情志,常可收到良好效果。但气郁发热,热邪伤阴耗津,则兼见阴虚的表现,而成为阴虚气滞之证,或气机郁滞,致血行不畅,则兼见瘀血之表现,治疗均较困难,易使病程缠绵不愈。

(六)瘀血发热

瘀血发热虽缠绵难愈,但若辨证准确,治法得当,大多均可治愈,若兼夹痰湿及血热,或虚实错杂者,较难治愈。

(七)湿郁发热

湿郁发热难以速愈,但若治之得法,用药恰当,多可治愈。但若湿阻气机,或湿热兼有气虚、阴虚等虚实夹杂证,更难速愈。

第五节　肥　　胖

肥胖是指体内脂肪组织绝对量增多或相对比例增高,又称肥胖。若无明显病因可寻,单纯由于营养过度或能量消耗过少所造成的全身性脂肪过量积聚为单纯性肥胖,继发于其他疾病如遗传性疾病、内分泌代谢疾病等的病理性肥胖称为继发性肥胖。临床上单纯性肥胖多见,继发性肥胖所占比例甚少。

随着经济的不断发展,接踵而至的是肥胖的患病率迅速增高,随之而来的还有与肥胖密切相关的高脂血症、高血压、糖尿病、动脉硬化性心脑血管疾病等的发病率及病死率急剧上升。因此,对肥胖这一严重威胁人类健康的疾病,必须给予允分的重视与积极的防治。

中医学将肥胖患者称为"肥人""肥满""肥胖",多列属"痰湿"证来论治。

一、病因、病机

(一)病因

中医学认为,肥胖的形成多由先天禀赋、过食肥甘、缺乏劳作运动等导致脾胃虚衰、痰饮水湿瘀滞而形成。

1.先天禀赋

体型的胖瘦受先天禀赋的影响。《灵枢·寿夭刚柔》中说:"余闻人之生也,有刚有柔,有弱有强,有短有长,有阴有阳"。认为体质阴阳刚柔的差异,是由先天禀赋决定的。《灵枢·阴阳二十五人》中指出:"土形之人,……圆面,大头,美肩背,大腹,美股胫,小手足,多肉""水形之人,……大头,廉颐,小肩,大腹……"前者为全身性肥胖,后者为腹型肥胖,二者均与先天禀赋有密切关系。

2.饮食不节

饮食不节是肥胖形成的重要原因。《素问·奇病论》说:"此人必数食甘美而多肥也"。即由于多食膏粱厚味,膏脂肥腻积蓄体内,令身体逐渐肥满。《脾胃论》也提出:"脾胃俱旺,则能食而肥"。这些都充分说明过食膏粱甜腻、厚味肥甘、酒醴茶汤、生冷瓜果均可导致精微物质过剩化为脂液而引起肥胖。

3.好静恶动

若过食肥甘,又疏于劳作运动,甚或久坐久卧,使体内营养精微不能消耗,日久必积聚而成肥脂。形体少动,气机郁结,精微失于输布,痰湿脂浊内聚,因而导致肥胖。脾气虚损,则运化无权,亦可致痰湿内生,脂浊积聚。

4.脏腑失调

随着年龄的增长,脏腑功能减退失调,肥胖发生的概率也随之增大。人体物质能量代谢与脏腑功能有关,与脾胃关系尤为密切。脾胃为后天之本,气血生化之源,主受纳、腐熟、运化、吸收、输布,是维持人体营养物质代谢正常进行的根本。中年以后,脾胃运化功能逐渐减退,水谷精微不能化生输布,蓄积体内而为痰湿脂浊,躯脂满溢,故有"肥甘生痰""肥人多痰"之说,再加上年高以后好静少动,形体遂渐渐肥胖。痰浊的产生除与脾胃有关外,与肾也有密切关系。肾藏真元之气,是人体生命活动之本。若肾气亏虚,气化失常,引起脏腑功能和能量代谢紊乱,精微物质的转化和贮存失去平衡,便会导致肥胖的发生。肾阳温煦脾土,脾胃才能发挥正常的运化功能。若脾土得不到肾阳的温煦,则必然运化失职而酿生痰浊。肝主疏泄则脾运如常，若所欲不遂，情志拂郁，必致肝气郁结，肝郁克伐脾土，导致脾运失常，化生痰浊，痰浊停留日久，必然形成肥胖。

5.痰浊水湿

痰涎水湿与肥胖的发生有密切关系。《朱丹溪》说："肥白人多痰湿。""肥人气虚生寒，寒生湿，湿生痰，……故肥人多寒湿。"《傅青主女科》也有"妇人体质肥盛，恣食厚味，痰湿内生……"的记载。痰浊停积日久有助膏脂的形成。正如陈修园所总结的"大抵素禀之盛，从无所苦，惟是湿痰颇多"。说明水湿也参与了肥胖的发病。《王氏医存》在论述肥人多痰湿时指出："盖不病则津液为脂膏，病则作湿酿痰也。"《石室秘录》概言之"肥人多痰，乃气虚也，虚则气不能运化，故痰生之。"肥胖人多食膏粱厚味，日久必致脾虚，脾虚不主运化，若再多饮酒醇，必然痰湿内生，湿浊积聚，促使血中脂质增加。

另外，北方地寒多燥，北方人质禀刚强，食多肉荤、膏粱厚味，故肥胖人多；南方地热多湿，南方人体质相对柔弱，"气浮而薄"且食多菜蔬、鱼贝，又勤于劳作，故肥人较少。

(二)病机

本病发病机制，总属五脏虚损，痰湿偏盛。尤其是脾胃运化功能逐渐减退，对肥甘厚味的运化功能也逐渐减弱，水谷精微不能化生输布，蓄积体内而为痰湿脂浊。另外与肾也有密切关系。肾阳衰，脾土得不到肾阳的温煦，则必然运化失职而酿生痰，躯脂满溢，痰湿内停，而形成肥胖。病位主要在于脾与肌肉，与肾虚关系密切，亦与心肺功能失调及肝失疏泄有关。本病属于本虚标实之候。本虚多为脾肾虚弱；标实多为痰湿脂浊内停，或兼有水湿、血瘀、气滞等。

二、临床表现

(一)症状

轻度肥胖患者没有明显的症状，或稍感行动不便。中重度肥胖患者主要表现为呼吸系统、心血管系统、内分泌代谢系统的改变。

(1)稍事活动即易气短，乏力，嗜睡，动辄气促，甚至气喘。重度肥胖者可出现间歇性呼吸困难，发绀，不能平卧。严重时可引起呼吸性酸中毒、肺动脉高压，甚至形成慢性肺源性心脏病、心力衰竭，故后期可出现下肢水肿。西医学将此证称为肺泡低换气综合征。

(2)心悸，动则尤甚，胸部憋闷胀满，甚则胸部疼痛，面色紫黯。这主要是因为肥胖人有效循环血量、每分钟心排血量均增加，心脏负荷加重所致。而心脏或心包脂肪沉着,使心脏收缩及舒张功能均受到影响,因而容易导致心脏扩大,心力衰竭。

(3)食欲亢进,不耐饥饿;妇女月经紊乱,闭经,不孕;男性轻度阳痿,早泄,性欲减退,不育。

(4)由于皮下脂肪过多,妨碍体表散热,故肥胖患者多汗、怕热;由于体重过高,构成对骨骼系统的沉重负担,日久引起骨关节病变而致腰背痛、关节痛。

(二)体征

体重超标:标准体重的测量方法很多,大致有以下几种。

1.标准表格法

参考正常人体标准体重表,凡体重等于或超过标准体重20%者可考虑为肥胖,若能排除水肿及肌肉过度发达者,则可诊断。此法不甚精确,已较少应用。成年人标准体重(kg)=[身高(cm)－100]×0.9。

2.体质指数(BMI)

此法较为简便、实用,临床上应用较广泛,BMI=体重/身高的平方(kg/m²)。

1997年世界卫生组织制定的成人 BMI 的分级标准,沿用至今,标准体重为 $18.5\sim24.9$ kg/m² 为正常;>25 kg/m² 为超重;$\geqslant30$ kg/m² 为肥胖。但是大量研究结果提示:与欧洲人相比,亚洲人在相对较低的 BMI 水平已经开始出现肥胖相关疾病发病危险的增加。故中国成人超重和肥胖预防控制指南提出以 BMI 在 $18.5\sim23.9$ kg/m² 为正常;$24.0\sim27.9$ kg/m² 为超重;$\geqslant28$ kg/m² 为肥胖。

3.腰围及腰臀围比(W/H)

腰围主要反映腹部脂肪量,后者又常含一定程度内脏含脂量。迄今为止,全球仍未对腰围测量部位达成共识,世界卫生组织推荐采用最低肋骨下缘与髂嵴最高点连线的中点作为测量点,被测者取直立位在平静呼气状态下,用软尺水平环绕于测量部位,松紧应适度,测量过程中避免吸气,并应保持软尺各部分处于水平位置。世界卫生组织建议男性腰围>94 cm,女性>80 cm,可视为肥胖。中国人的肥胖指标为,男性>90 cm,女性>80 cm,W/H 也可用于评估腹型肥胖,亚洲人比值相对要低些,男性 W/H>0.95,女性 W/H>0.85。

三、辅助检查

(一)体脂测定

1.皮肤皱褶卡钳测量皮下脂肪厚度

人体脂肪总量的 $1/2\sim2/3$ 贮于皮下,所以测量其皮下脂肪厚度有一定的代表性,且测量简便,可重复。常用测量部位为三角肌外皮脂厚度及肩胛角下,成人两处相加,男性≥4 cm,女性≥5 cm 即可诊断为肥胖。如能多处测量则更可靠。

2.直接体脂测量

直接体脂测量的方法有多种,如体密度测量、总水量估计法和总体钾量测定法等,但均有价格高,不易操作等特点。目前在医院内常用的是生物电阻抗法和双能 X 线吸收法。生物电阻抗法通过测定人体的电阻间接估算体脂含量。双能 X 线吸收法通过测定 X 线衰减程度计算脂肪组织的含量。男性体脂超过 25%,女性体脂>30%即为肥胖。

(二)相关实验室和其他辅助检查

1.血脂检查

肥胖患者血脂测定常显示血清胆固醇、甘油三酯、低密度脂蛋白、极低密度脂蛋白水平升高,高密度脂蛋白、高密度脂蛋白亚组的浓度降低。

2.血清胰岛素及胰岛素抵抗测定

肥胖患者呈持续高胰岛素血症,肌肉、成纤维细胞等靶组织对胰岛素的敏感性降低,甚至不发生反应。糖耐量降低。

3.肾上腺皮质激素

肾上腺皮质功能亢进,尿 17-羟皮质类固醇和 17-酮皮质类固醇高于正常,皮质醇半衰期缩短,血浆皮质醇含量较正常人低。

4.脂肪细胞

脂肪细胞直径增大,含脂量较正常人增加一半,脂肪细胞数目增加 2~3 倍。

四、诊断要点

世界卫生组织肥胖的诊断标准:BMI≥30 kg/m² 为肥胖,25 kg/m²≤BMI<30 kg/m² 为超重,18.5 kg/m²≤BMI<25 kg/m² 为正常。鉴于我国人群的肥胖情况不同于欧美,通过近年对全国 31 万人的资料进行分析,中华医学会糖尿病分会代谢综合征研究协作组提出了中国成人 BMI 分类的建议,即 18.5 kg/m²≤BMI<24 kg/m² 为正常,24 kg/m²≤BMI<28 kg/m² 为超重,BMI≥28 kg/m² 为肥胖。

五、鉴别诊断

首先需区分单纯性肥胖与继发性肥胖。继发性肥胖是指产生于其他原发病基础上的脂肪组织绝对或相对增多,单纯性肥胖只有在排除继发性肥胖后才能

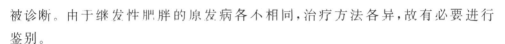

被诊断。由于继发性肥胖的原发病各个相同,治疗方法各异,故有必要进行鉴别。

(一)高胰岛素血症肥胖

高胰岛素血症肥胖多见于胰岛 β 细胞瘤。本病特点:①反复发作低血糖,伴有阵发性精神症状。②血中胰岛素水平明显增高。③用甲苯磺丁脲可诱发低血糖发作。④病位在胰岛。

(二)甲状腺功能减退症

由于甲状腺素分泌减少,基础代谢低,热量消耗少而呈肥胖。这种患者的体重包括黏液水肿的液体储积,且有皮肤干燥粗糙、无汗、脱皮、脱发、畏寒、精神淡漠等症状,心脏扩大,实验室检查可见基础代谢率降低,血清三碘甲腺原氨酸(T_3)、甲状腺素(T_4)降低,经甲状腺素治疗后容易恢复。

(三)库欣综合征

由肾上腺皮质增生、腺瘤、癌等病变引起皮质醇分泌过多所致。亦可见于垂体嗜碱性细胞瘤,多为 20~40 岁的女性。其特点为:①肥胖呈向心性,有"水牛背""满月脸"之称。②颜面红,多粉刺,毛发增多,腿、肩部皮肤多紫纹,女性月经紊乱甚至闭经或男性化,男性阳痿,血压升高,头痛、背痛,并可有抑郁、记忆力减退、失眠、脾气暴躁等精神症状。③实验室检查示血糖升高,尿钙增高,血浆皮质醇含量增高及骨质疏松等可资鉴别。

(四)下丘脑性肥胖

因脑炎、脑膜脑炎、脑脓肿、脑肿瘤、脑外伤等使下丘脑腹内侧核的饮食中枢被破坏,解除了对腹外侧核摄食中枢的抑制,以至多食而肥胖。鉴别要点:①多发生在 20 岁以下的男性,脂肪主要分布在颈、肩、胸、小腹及臀部、乳房、外生殖器等部位,而四肢细小。②性发育延迟、性功能减退、睾丸小且常未下降,无生殖能力。女孩仅以肥胖为主,有时伴乳腺萎缩等。③本病患者多为侏儒,有称为肥胖性生殖无能综合征,或以周期性睡眠障碍伴有食欲亢进和精神症状为主。

(五)遗传性肥胖

这类疾病很少见,自幼年起病,伴有智力发育迟缓、生长发育迟缓、肌张力低、步态不稳、身材矮小、色素性视网膜炎、性器官发育不良等。实验室检查可见性激素和促性腺激素水平明显减低,睾丸活检发现精子缺乏或无成熟精子。

六、治疗

肥胖的治疗主要包括两个方面,即减少摄入和增加消耗,以控制饮食及增加体力活动为主,必要时辅以药物治疗,不能仅靠药物,长期服药不免发生不良反应,且未必能持久见效。因此必须使患者明确肥胖的危害性,自觉地长期坚持饮食控制及体育锻炼,肥胖从根本上讲应养成良好科学的生活方式,并终身维持。肥胖的治疗方法多种多样,包括中医治疗、中西医结合治疗及西医治疗,以下分别论述。

(一)辨证治疗

肥胖的辨证,一要辨明标本虚实,二要分清邪浊。本虚主要包括脾(气)虚和肾(阴、阳)虚,标实也就是指邪浊,包括痰、湿、瘀、热及气郁等,只有明确病性,看准病位,把握病机,才能取得较好疗效。

1.脾虚湿痰

证候特点:形体肥胖,面色少华,神疲乏力,精神倦怠,或有头晕头重,少气懒言,嗜睡少动,时有腹胀,尤其以饭后为甚,大便不爽,多1天数次,小便频少,有时下肢可见凹陷性水肿,舌质淡胖,苔薄白,脉缓。

治法:健脾益气,化痰祛湿。

推荐方剂:参苓白术散。

基本处方:党参15 g,茯苓15 g,白术10 g,薏苡仁15 g,砂仁6 g(后下),怀山药15 g,桔梗10 g,陈皮10 g,法半夏10 g,生姜皮10 g,甘草6 g,冬瓜皮15 g,椒目3 g。每天1剂,水煎服。

加减法:若倦怠乏力,面黄神疲,面目虚浮,动则短气,甚则全身虚肿者,加黄芪20 g、防己12 g以补气健脾利湿。若过食膏粱厚味,时有腹胀纳呆,食滞不化,或血脂高伴脂肪肝者,可酌加山楂、莱菔子各12 g,麦芽15 g以消食导滞化浊。兼尿少、水肿、腹胀而体质尚壮实者,可加生姜皮12 g、大腹皮15 g、桑白皮12 g以导水下行。痰多而黏者加竹茹12 g、胆南星12 g、枇杷叶12 g,以清热化痰。恶心者加荷叶10 g、橘皮10 g、生姜3片。

2.胃热湿阻

证候特点:体肥而壮,头胀、眩晕,口渴喜饮,或口中黏腻、胶着,多有口臭,消谷善饥,神倦肢重,大便秘结或黏滞灼热,舌红苔微黄而腻,脉弦滑而数。

治法:清胃泻火,凉血润肠。

推荐方剂:泻黄散加味。

基本处方:藿香10 g,防风10 g,生地黄15 g,栀子10 g,夏枯草12 g,决明子12 g,牡丹皮10 g,石膏15 g,炙甘草6 g。每天1剂,水煎服。

加减法:兼腑气不通、便秘、痞满不舒者,加大黄10 g(视病情调整用量)、枳

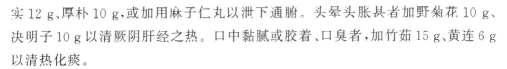

实 12 g、厚朴 10 g,或加用麻子仁丸以泄下通腑。头晕头胀甚者加野菊花 10 g、决明子 10 g 以清厥阴肝经之热。口中黏腻或胶着、口臭者,加竹茹 15 g、黄连 6 g 以清热化痰。

3.气滞血瘀

证候特点:形体肥胖,胸胁或乳房胀痛(以入夜尤甚),烦躁易怒,食欲旺盛,月经不调或经闭,经色暗红或夹有紫块,肤色较黯,大便偏干,舌质紫黯或有瘀点、瘀斑,舌下脉络迂曲,脉弦。

治法:疏肝理气,活血化瘀。

推荐方剂:血府逐瘀汤加味。

基本处方:柴胡 10 g,怀牛膝 15 g,生大黄 10 g,枳壳 10 g,川芎 10 g,赤芍 15 g,红花 10 g,生蒲黄 10 g,甘草 6 g。每天 1 剂,水煎服。

加减法:若伴见两胁胀闷或疼痛,心烦易怒,头晕头痛,或经前乳房胀痛,失眠多梦,体困乏力者,加香附 10 g、佛手 10 g、白芍 12 g 或合用丹栀逍遥散类方以疏肝行气,清热除烦,痛甚者加延胡索 12 g。兼血瘀而见胸部刺痛,四末麻痛,妇女经量减少或错后,甚或闭经者,加桃仁 12 g,桂枝、当归各 10 g 以活血化瘀。

4.脾肾两虚

证候特点:形体肥胖,面色无华,下肢浮肿,多以足跗部为甚,腰酸膝软,形寒畏冷,自汗乏力,懒言少动,男子遗精或阳痿,女子月经延期或量多或量少,大便溏软或次数增多,舌质淡胖或边有齿痕,苔薄白或白滑,脉缓或迟或沉细。

治法:补脾固肾,温阳化湿。

推荐方剂:真武汤加味。

基本处方:制附子 10 g(先煎),干姜 10 g,肉桂 6 g,茯苓 15 g,白术 10 g,白芍 10 g,车前子 15 g,甘草 6 g。每天 1 剂,水煎服。

加减法:若四肢无力,头身困重,形寒肢冷,腰酸背痛,尿少浮肿者,加熟附子、白芍至 12 g,加生姜 12 g 以加强温肾健脾,散湿利水。自汗不止甚则冷汗淋漓者,加熟附子至 15 g(先煎),加红参 10 g、凤凰衣 6 g 以温阳固摄止汗。腰酸腿软甚者,加怀牛膝 15 g、杜仲 10 g 以强筋壮骨。

5.阴虚内热

证候特点:形体肥胖,头昏眼花,头胀头痛,腰酸腿痛,五心烦热,或有低热盗汗,夜寐梦多,或难以入睡,舌尖红,苔少或薄黄而干,脉细数微弦。

治法:滋阴降火。

推荐方剂:知柏地黄丸加味。

基本处方:知母 10 g,黄柏 10 g,生地黄 10 g,怀山药 15 g,山茱萸 15 g,泽泻 12 g,茯苓 15 g,牡丹皮 10 g,女贞子 10 g,旱莲草 10 g。每天 1 剂,水煎服。

加减法:虚烦而夜寐不安、头昏头胀者,加熟枣仁 15 g,川芎 6 g 以养阴清热,安神宁心;心胸烦闷、灼热,甚则坐卧不安者,重用栀子至 15 g,加黄芩 10 g、柏子仁 10 g,除上焦实热,散胸中烦热;低热或潮热,自汗盗汗者,加胡黄连 6 g、地骨皮 10 g、麦门冬 12 g、五味子 9 g 以清虚热、止盗汗。

对于继发性肥胖,由于继发于其他疾病之后,故必须对原发病进行治疗,只要控制原发病,肥胖也会得到相应改善。故在对原发病进行中医辨证治疗的同时,少佐一、二味降脂减肥之品即可,一般不必针对肥胖进行辨证施治。

临床上还有相当一部分除肥胖之外无明显其他症状的患者,即无证可辨者,这类患者约占肥胖的 1/3,对这类肥胖患者的中医治疗是一大难点。

(二)其他治疗

1.中成药

(1)防风通圣丸:解表通里,清热解毒。用于实证的单纯性肥胖伴大便秘结。每次 6~12 g,每天 2~3 次。其剂量依各人耐受情况可有所加减,以大便通畅、每天 1~2 次为要。

(2)减肥通圣片:清热燥湿,化痰减肥。用于湿热痰浊内阻之肥胖。每次 6 片,每天 3 次,30 天为 1 个疗程。

(3)降脂减肥片:滋补肝肾,养益精血,扶正固本,通络定痛,健脾豁痰,明目生津,润肠通便。用于各型高脂血症,单纯性肥胖等。每次 4~6 片,每天 3 次。

(4)参苓白术丸:健脾、益气。用于体倦乏力,食少便溏。适用于脾虚湿痰型肥胖。每次 6 g,每天 3 次。

(5)一清胶囊:清热燥湿,泻火解毒。适用于胃热湿阻、热重于湿的肥胖伴大便秘结。每次 2 粒,每天 3 次。

(6)减肥胶囊:清热,活血,降浊。用于痰瘀互结之高脂血症,单纯性肥胖。每次 4 粒,每天 3 次;饭前 40 分钟温开水服用。

(7)轻身减肥片:轻身减肥,益气健脾,活血化瘀,宽胸去积。用于单纯性肥胖。每次 4~5 片,每天 3 次。

2.针灸治疗

(1)辨证取穴法:根据患者的证型不同选择针刺、艾灸不同的穴位。脾虚湿阻型针阴陵泉、丰隆、足三里、三阴交;胃腑蕴热者可选胃俞、内庭、曲池、足三里等穴;小肠实热者针小海、曲池、前谷、下巨虚;肠燥便结者针曲池、内庭、上巨虚、二间;肝气郁结型针太冲、期门、膻中、支沟、内关、三阴交等;脾肾阳虚型可选关元、中脘、阴陵泉、水分等穴;阴虚内热者取支沟、三阴交。痰浊盛者配丰隆、足三里,夹瘀血者配血海等。

(2)穴位埋线疗法。取穴:水分、阴交、天枢、丰隆。功效:健脾利湿,化痰和中,升清降浊,减肥强身。操作:打开手术包,向弯盘中倒入少许生理盐水,将羊肠线置于其中泡软,剪成长 15～20 cm 的若干段;暴露穴位并指切留痕后,穴处常规消毒,铺敷孔巾,用 1% 利多卡因表皮局麻,取一段羊肠线从磨平针芯尖部的 12 号腰穿针前端穿入,后接针芯,将腰穿针沿局麻针孔刺入,得气后边退针边推针芯,把羊肠线垂直埋入穴位内;查看针孔处无暴露羊肠线后用纱布贴敷针孔。每月埋线 1 次,3 次为 1 个疗程。

(3)耳针或耳压减肥法。

耳针:取穴也可根据证型而有所不同。胃中蕴热者选外鼻(饥点)、脾、胃、神门、交感;小肠实热者取小肠、三焦、膀胱、内分泌、心;肠燥便结者选大肠、肺、便秘点、胃、三焦等;脾虚湿阻者取脾、胃、膀胱、三焦、内分泌、交感;肝气郁结者取肝、胆、神门、皮质下、内分泌;脾肾阳虚者取肾、膀胱、三焦、皮质下、神门、输尿管、脾等。也可以脾、胃、口、食道、肾上腺为主穴,头晕头痛配缘中、交感、耳背沟;气短多汗配心、神门;便结配大肠;食欲亢进配饥点、渴点、三焦;嗜睡配神门、脑、内分泌、耳背沟;痰湿壅盛配三焦、肺、脾、交感。每次取穴 3～5 个,可单侧或双侧取穴,也可将相关穴位编组,交替使用。

耳穴压贴:可用胶布贴埋王不留行子或白芥子、莱菔子、绿豆、磁珠等。耳穴可选交感、胃、肺、神门;脾、饥点、胃、交感;肺、饥点、交感、内分泌等;3 组穴位交替使用。每天饭前自行按压穴位 3 次,每次 5 分钟,3～5 天更换 1 次。

需要说明的是,单独应用耳针或耳压法疗效一般,若配合其他减肥疗法可使疗效得到不同程度的提高。

(4)气功减肥。①蟾吸真功:坐椅上,双足着地,双膝分开与肩同宽,双肘置于膝上,右手握拳,左手抱于右拳外(女子左内右外),上身略前倾,额头轻放于拳心处,眼微闭,全身放松。调整意念,心情舒畅。思想集中于呼吸上,先随意吸一口气入腹部,再缓慢、细细、均匀地吐出,全身随之放松,感觉腹部也变得松软。然后用鼻细、缓、匀地吸气,自觉小腹四周渐渐饱满,停止吸气 2 秒钟后再短吸一下,立即将气徐徐呼出,即呼、吸、停、短吸的呼吸方式。整个过程胸部没有起伏,只有腹部一鼓一瘪的动作。每次练功 15 分钟,练完后勿睁眼,抬头,双手在胸部相搓 10 余次,再用 10 指梳头 5 分钟,睁开眼。双手握拳上举伸伸腰,深吸一口气,徐徐呼出,随之松手放下。②莲花座功:可坐于椅上,亦可盘腿坐于床上,双手相叠,手心向上,置于腹前大腿上,男右手、女左手在上。身体不靠椅背,腰略伸直,含胸拔背,下颌微收,双目微闭,眉宇舒展,舌尖轻抵上腭,全身松而不懈,自然。心静神怡,将呼吸调整得深、长、细、匀,又十分自然,胸腹部无明显起伏,持续 5 分钟左右。其后,呼时全身放松,无声且深、长、细、匀,吸时任其自然,约5 分钟。再后,呼与吸均任其自然,使其若有若无、似守非守,然后又回到意守呼吸的状态,持续 10 分钟后收功。

(5)按摩减肥治疗可根据不同部位及脂肪厚度选择不同的按摩方法。腹部按摩以按、摩、推、振法为主,可结合捏、拍手法。按摩前用热毛巾擦局部皮肤或在浴后局部涂以减肥霜、减肥乳等以增加减肥效果。女性臀部容易堆积脂肪,按摩手法拟推、拿、拍、捏、按等,亦可配合减肥霜、乳剂等使用疗效更佳,每次 10～15 分钟,每天 2～3 次。还可点穴法进行按摩。腹部可选中脘、下脘、天枢、气海、关元、足三里等;臀部、下肢可取环跳、委中、承山、昆仑等;上肢可选三肩穴、曲池、手三里、内关等;头面部可选百会、率谷、颊车、风池、太阳、合谷等穴。

另外,还可借助各种按摩器械进行减肥。目前市面上有多种按摩器材出售,如按摩椅、按摩垫、按摩器、振荡器等。

七、预后与转归

肥胖如能及早重视并正确对待,采取必要的治疗措施,包括饮食疗法、运动疗法、行为矫正等是完全可以控制的。若任其发展,不仅会给患者带来很多生活上的不便,还会出现许多并发症,甚至因此导致冠状动脉硬化性心脏病或脑血管意外而死亡。

八、预防与调护

肥胖的预防与调护是一项综合性的工作,主要包括以下几个方面。

(一)预防

(1)改变不良的饮食习惯,避免餐餐大鱼大肉的高脂饮食。

(2)根据个人年龄与身体条件经常做一些体育活动和户外活动。

(3)不吃零食和甜品,不吃宵夜。

(二)调护

1.生活调护

肥胖患者宜居住在 3 楼以上的较高层,以客观上迫使肥胖患者爬楼梯,有条件的话,居室内叮配备运动器材,便于运动。床铺不能太软,要有相当的硬度,以便给予全身均匀的支撑。要限制肥胖患者的睡眠,制订适宜的作息时间表,并提醒和督促患者按时执行。这样既可保证肥胖患者足够的睡眠,又不致睡眠过多。肥胖患者睡眠一般较深,肥厚的咽部下垂容易压迫咽喉部而导致打鼾。可鼓励患者取侧卧位,注意观察患者有无呼吸暂停现象及暂停的时间和间隔时间,并加以记录,以便及时处理。

肥胖患者的衣着宜宽大、柔软、透气性好,便于穿脱,并注意勤换洗,以保持清洁和干燥,夏天因出汗多尤须如此。使用减肥带等紧身物对减肥有一定帮助,但不宜 24 小时佩戴,入夜应适当放松,以改善血液循环。

肥胖患者极易出汗,重度肥胖者股间、腹部、颈项等赘肉重叠的皱褶处由于通气不良和汗液浸渍,容易发生糜烂或湿疹。因此,对肥胖患者应加强皮肤护理。可鼓励患者多洗桑拿浴,这样消耗的能量较多,并可脱除一部分水分,有助于减肥。

2.饮食调养

肥胖患者的饮食调理原则是能量负平衡,即摄入总热量低于消耗总热量,使机体消耗多余的脂肪而达到减肥的目的。具体来说,就是限制食物中的脂肪、糖类的含量。一日三餐的热量分配宜遵循早吃够、午吃好、晚吃少的原则,多进纤维素类食物,延长进餐时间,鼓励餐后散步。

大豆中含有较高的脂肪,但其中不饱和脂肪酸占 60% 左右,远较其他植物油要高,因而不利于高脂血症及肥胖的发生,是肥胖及糖尿病患者最好的热量来源。绿豆芽含水分极多,产生的热量极少,能被人体吸收的基本上是水分,因而不利于脂肪的堆积;黄瓜是公认的减肥食品,由于纤维素多,在肠道吸水后有膨胀作用,不但能增加饱腹感,减少进食量,还因其有明显的通便作用,能同时排出肠道中过多的营养物质,在减肥食物中占有重要地位。香菇、木耳、海带、紫菜、干贝和鱼翅等的蛋白质含量远较其他蔬菜高,且含有某些特殊的营养物质以及特殊的化学成分,能降低脂肪含量,对于肥胖的预防具有重要意义。

近年来,肥胖的药膳也愈来愈受到重视,最常用的有以下几种。

(1)荷叶粥:新鲜荷叶 1 张(或干荷叶 20 g),粳米 100 g。将荷叶切成细丝,加水煎成 200 mL,去渣加粳米煮成稀饭食用。用于治疗内热型单纯性肥胖。

(2)萝卜粥:新鲜连皮萝卜 500 g,粳米 100 g。将萝卜切成小块同煮成粥食用。适合于内热便结的肥胖患者。

(3)冬瓜粥:新鲜连皮冬瓜 100 g(或冬瓜仁 20 g),粳米 100 g。将冬瓜切成小块(或将冬瓜仁煎水去渣)与粳米同煮成粥供食用。适用于湿浊中阻、内热炽盛的肥胖患者。

(4)薏苡仁粥:将薏苡仁 30 g,粳米 50 g 洗净,放入锅内,加清水适量,武火煮沸后,文火煮成粥,或加白糖调成甜粥,随量食用。适用于脾虚不运证。

(5)醋拌黄瓜:新鲜黄瓜 500 g,食醋 10 g,精盐 6 g,调味品少许。将新鲜黄瓜切成薄片在沸水中烫一下加精盐、食醋及调味品即可食用。适用于痰热壅盛的肥胖患者。

(6)海带烧木耳:鲜海带 250 g,黑木耳 20 g,芹菜 100 g,香醋 12 g,加适量调味品做成菜肴食用。适用于瘀血阻滞的肥胖。

(7)药茶:生荷叶 30 g,生山楂 30 g,决明子 30 g,白菊花 15 g,绿茶 15 g,泡饮,每天 1 剂。适用于肝郁气滞证。

3.精神调理

使患者拥有良好的精神状态,有利于矫正不良心理行为,对肥胖的防治有着非常重要的意义。

许多肥胖患者对减肥的重要意义认识不足,常对医师或药物形成单纯依赖性,对这类患者要重点帮助他们克服被动心态。对那些减肥受挫而丧失信心的患者要设法树立起他们的信心,共同分析减肥失败的原因,找出问题的症结,有针对性地加以改正,初见成效时及时给予鼓励。对贪食的患者,应充分向其说明贪吃的危害性,帮助患者制订合理的生活和饮食计划,采取各种手段分散患者对食物的注意力,尽量减少患者吃的可能。肥胖患者一般都懒于运动,尤其是重度肥胖者,几乎是连日常起居都觉困难。这固然与形体过度肥胖使行动不便有关,更重要的是心理上的原因,缺乏吃苦精神,贪图安逸,得过且过,没有树立正确的人生观。对这类患者要培养其独立、自立的健康心理,提醒和督促其按计划进行适当的活动与锻炼。

第八章

肢体经络病证

第一节 颤 证

一、概述

颤证是指以头部和肢体摇动、颤动、抖动为主要临床表现的一种证候。轻者仅有头摇或手足微颤,尚能坚持工作和自理生活;重者头部摇撼大动,甚至有痉挛扭转样动作,手颤抖连及上肢也动,并且颤动不止,下肢则因颤动而不能步履,重者还常兼有项强,四肢拘急。本病青壮年少见,中年以后发病的逐渐增加,老年人发病较多。

关于本病的文献资料比较零散,惟王肯堂、楼英、张璐等医家著述中列有颤证一证,专门讨论病机、证候,立法及治疗。如王肯堂所著《证治准绳》一书指出颤证因筋脉失于约束应属风病。王肯堂还结合自己的临床经验介绍了本病的治法方药,对于当今开展本病的临床研究具有一定的参考价值。

颤证与现代医学所称帕金森病相类似,还应包括表现为头摇、肢体颤动为主的某些锥体外系病变,就其中医药的治疗均可参照颤证的辨证论治加以处理。

二、病因、病机

颤证是筋脉受病,其症状表现应属内风,其病位以肝为主,涉及脾肾,其病机是由筋脉失于约束而成。如《证治准绳》记有:"肝主风,风为阳气,阳主动,此木气太过而克脾土,脾主四肢,四肢者,诸阳之末,木气鼓之故动,经谓风淫末疾者此也。"论其病因由禀赋不足,精血亏乏,或老年阴血不足,少水不能制火,或脾不健运,气虚痰盛,痰浊化热,诸多原因皆可生风而发为本证。

(一)禀赋不足

其母体弱多病或于妊娠期间营养不良,或是早产不足月,此由先天肾精不足,血虚筋脉失养,故自幼年即有头摇手颤诸症,并且常因过劳而震颤症状加重。

(二)年老久病

年逾四十阴气自半,尤其是六旬以上的老人,阴血不足,筋脉失于气血的温煦濡养,以致筋膜燥涩拘急,演变为内风。此类患者多是既有震颤又兼强直,因强直而动作笨拙,走路困难,同时还常兼有表情呆板、反应迟钝、记忆减退等自然衰老的症状。

(三)劳欲、劳倦过度,耗伤脾胃之气

嗜欲无度,摄生不慎,耗竭肾精,而致脾肾俱虚,脾虚健运失司,气血虚弱,筋脉失濡养,肾精亏虚,脑髓不充,筋骨失养而致颤病。

(四)痰热生风

丹溪创有痰热生风之说,因气虚脾运力薄而痰浊内生,又多因情志之火所激,痰浊化热。此痰热之邪内侵筋脉,阻滞气血可使筋脉失于约束而莫能任持,发为颤证。

近年来笔者通过对老年性帕金森病 20 余例的临床观察,依据症状和舌象、脉象表现,视其证候应属本虚标实。本虚为肝肾不足,气血亏虚,又以肝肾不足为多见,标实以内风、瘀血、痰浊为主。舌象看,本组 20 余例舌质均黯而且常见瘀点、瘀斑,故兼瘀血阻络者为多,按中医理论分析,中年以后发此病者,由气阴不足所成。以气帅血行,气虚而血行滞涩,又有部分病例因痰热阻滞则血行不畅,故治疗本病应重视活血化瘀治则的运用。

三、临床表现

本病以头部及肢体摇动、颤抖,甚至不能持物为其共同特征。临床上发病缓慢,始则头摇肢颤,不能自持,甚至头与肢体震颤不已,不能持物,食则令人代哺;继而肢体不灵,行动缓慢,表情淡漠、呆滞;终则口角流涎,甚或卧床不起。

四、鉴别诊断

本病与瘛疭的鉴别:瘛疭即抽搐,多见于急性热病或某些慢性疾病急性发作,抽搐多呈持续性,有时伴短阵性间歇,手足屈伸牵引,弛纵交替,部分患者可有发热,两目上视,神昏等症状。颤证是一种慢性疾病过程,以头颈、手足不自主

颤动、振摇为主要症状,手足颤抖动作幅度小,频率较快,而无肢体抽搐牵引和发热、神昏等症状,再结合病史分析,辅以实验室及颅脑 CT、MRI 等检查,二者不难鉴别。

五、辨证论治

(一)辨证要点

颤证首先要辨清标本虚实。肝肾阴虚、气血不足为病之本,属虚;风、痰、瘀、火等病理因素多为病之标,属实。一般震颤较剧,肢体僵硬,烦躁不宁,胸闷体胖,遇郁怒而发者,多为实证;颤抖无力,缠绵难愈,腰膝酸软,体瘦眩晕,遇烦劳而加重者,多为虚证。但病久常标本虚实夹杂,临证需仔细辨别其主次偏重。

(二)治疗原则

本病的初期,本虚之象并不明显,常见风火相煽、痰热壅阻之标实证,治疗当以清热、化痰、息风为主;病程较长,年老体弱,其肝肾亏虚、气血不足等本虚之象逐渐突出,治疗当滋补肝肾,益气养血,调补阴阳为主,兼以息风通络。由于本病多发于中老年人,多在本虚的基础上导致标实,因此治疗更应重视补益肝肾,治病求本。

(三)分证论治

本病属本虚标实之证,常有肝肾不足、气血两虚、痰热生风 3 种证候类型,其证治分述于下几种。

1.肝肾不足

证候:颤证日久,可幼年起病,也可有中壮年及老年发病者,震颤幅度、程度较重。常兼眩晕头晕,耳鸣,失眠多梦,腰酸腿软,肢体麻木,老年人可兼见呆傻健忘、筋脉拘紧、动作笨拙等症,舌体偏瘦,舌质暗红,少苔,脉细弦或沉细弦。

分析:系肝肾精血不足,筋脉失养,肝阳偏亢,阳盛化风而成。眩晕耳鸣,失眠多梦是虚阳上扰,神舍不安的表现;肾主腰膝由肾虚而腰膝酸软,肢体麻木是由血虚经脉失养所致。至于老年人多兼呆傻健忘是肾虚脑髓不充的缘故。筋脉拘紧,动作笨拙,甚而呆滞不动已成废人,以肾者作强之官,伎巧出焉,此由精血亏乏,肾虚而伎巧功能减退乃至丧失,故精细动作不会做,运动减少,重症呆滞不动,苔脉皆是阴虚血少之征。

治法:滋补肝肾,育阴息风。

方药:选大补阴丸合六味地黄丸加减,改丸为汤。药用龟板、生地、熟地、何首乌、山萸肉、玄参滋补肝肾阴液而能潜纳浮阳;丹皮、知母、黄柏滋阴降火,加入钩藤、白蒺藜、生牡蛎可以平肝息风,茯苓、生山药益气健脾以滋生化之源。

2.气血两虚

证候:肢体震颤日久,震颤幅度、程度较重。精神倦怠,四肢乏力,自汗,头晕眼花,舌体胖,边有齿痕,舌质黯淡,夹有瘀点,脉细弱。

分析:系气血两虚筋脉失于温煦濡养,更兼久病入络,血瘀气滞,故颤振症状较重。倦怠、乏力、腿软、自汗是气不足,头晕眼花是血虚不能上荣清窍,舌象、脉象均可说明气血不足。

治法:益气养血,息风活络。

方药:选用《正体类要》八珍汤合《中医内科杂病证治新义》天麻钩藤饮加减。药用人参或党参、茯苓、白术补气;当归、白芍、熟地养血;天麻、钩藤、生石决明平肝息风;杜仲、桑寄生益肾;益母草、川牛膝再加丹参活血通络。

3.痰热生风

证候:颤证可轻可重,震颤尚可自制,常兼胸脘痞闷,头晕口干,咯痰色黄,或多汗,舌苔黄腻,脉弦滑数。

分析:系痰热内蕴,阳盛风动,而筋脉失于约束,致使颤证发生。胸脘痞闷,头晕口干,咯痰色黄皆由痰热而生,舌象脉象也属痰热动风之征。

治法:清化痰热,兼以息风。

方药:选用导痰汤合天麻钩藤饮加减。导痰汤即二陈汤加入南星与枳实,本方可以燥湿豁痰,行气开郁。为清化痰热可用胆南星,再与天麻钩藤饮中山栀、黄芩苦寒清热之品配伍药效更好。天麻、钩藤、生石决明、川牛膝用以平肝息风,潜阳降逆。

4.痰阻络证

证候:仅见头部轻微动摇,或见手足或单个肢体僵硬,时有震颤,活动欠灵活。兼见头晕,视物模糊,耳鸣,舌质黯淡,苔薄白或白腻,脉弦或弦滑。

分析:痰浊瘀血内停,虚风内动,风与痰瘀相搏,闭阻脉络,或风痰瘀血,阻于络道,以致筋脉气血不通,则肢体拘急、强硬,或见头部动摇,单一肢体轻微颤动;风痰阻于脑络,清窍失养,则有头晕、视物模糊、耳鸣等;舌黯淡,舌苔白腻,脉弦也是风痰瘀血内阻之征象。

治法:平肝息风,化痰通络。

方药:二陈汤合天麻钩藤饮加减。方中天麻甘平,入肝经,性润质柔,功擅平肝潜阳,息风止痉,钩藤甘微寒,息风止痉,清热平肝,二者合用息风止痉而平潜肝阳,用以为君;清半夏、陈皮、茯苓理气化痰,健脾祛湿,丹参、赤芍、鸡血藤养血活血,化瘀通络,共用为臣;川芎辛温升散,上行头目,行气活血祛风止痛,菊花辛甘苦微寒,入肝经,平肝潜阳,息风止痉,白蒺藜苦降,入肝经,平肝潜阳,活血祛风,三者共用为佐使药。诸药合用,共奏平肝息风、化痰通络、调和气血之效。

六、转归预后

本病多见于中老年,病后每见逐渐加重而治疗颇难。辨证准确,用药得当可延缓自然加重过程。若病情发展不能控制,逐渐加重,可转为痴呆病,预后较差。

七、预防

预防颤证应注意生活调摄,保持情绪稳定,心情舒畅,避免忧思郁怒等不良精神刺激,饮食宜清淡、富有营养,忌暴饮暴食及嗜食肥甘厚味,戒除烟酒等不良嗜好。此外,防止中毒、中风、颅脑损伤对预防颤证发生有重要意义。

颤证患者生活要有规律,保持心情愉快和情绪稳定。平时注意加强肢体功能锻炼,适当参加力所能及的体育活动,如太极拳、八段锦、内养功等。病室应保持安静,通风好,温、湿度宜人。对卧床不起的患者,注意帮助患者翻身,经常进行肢体按摩,以防发生压疮,一旦发生压疮,要及时处理,按时换药,保持疮口干燥,使褥疮早日愈合。

第二节 厥 证

一、疾病概述

厥证是以突然昏倒,不省人事,四肢逆冷为主要临床表现的一种病证。病情轻者,一般在短时间内苏醒,若病情较重,则昏厥时间较长,甚至一蹶不复而导致死亡。本病的病因主要为情志失调、饮食不节、体虚劳倦及亡血失精等,最终脑络不利而发为厥证。本病的基本病机为气机突然逆乱,升降乖戾,气血阴阳不相顺接。本病的病理性质有虚实之分,若大凡气盛有余,气逆上冲,血随气逆,或夹痰浊壅滞于上,以致脑络闭塞,不知人事,为厥之实证(气厥实证、血厥实证、痰厥);若气虚不足,清阳不升,气陷于下,或大量出血,气随血脱,血不上达,气血一时不相顺接,以致脑络失于濡养不知人事,为厥之虚证(气厥虚证、血厥虚证)。

本病的主要病变脏腑为心、肝,与脾、肾有关。本病的辨证分型主要为气厥(实证、虚证)、血厥(实证、虚证)及痰厥。本病主要治疗原则为醒神回厥,但具体治法需要辨其虚实。厥证预后的情况,主要取决于正气的强弱,病情的轻重,以及抢救治疗是否及时得当。

二、病因

(一)情志失调

七情包括怒、喜、思、悲、恐、忧、惊。当其中一种或多种情志改变超过人体正常的承受范围时,气机上逆,五脏六腑功能紊乱,导致气血阴阳不相顺接致影响脑络,而发为厥证。其中以恼怒多见,素体肝阳偏亢之人,因暴怒伤肝,疏泄不利,藏血失权,气逆络痹,血随气逆,气血上壅,脑络不利而发为本病。若元气偏虚之人,胆怯易惊,遇到突如其来的变故,如见死尸,或是闻巨响,或是见鲜血喷涌等,"恐则气下",清阳不升,亦可见气血逆乱,脑络失养而发为厥。若素体气盛有余之人,情志过极,肝气郁结,气机逆乱,血随气上,闭塞脑络而发此病。

(二)饮食不节

若暴饮暴食或过饱后,饮食停滞,阻滞气机,脾胃失和,上下痞隔,或者骤逢恼怒,气逆夹食而致气机升降受阻,影响脑络而发此病。若平素过食肥甘厚味或辛辣、嗜烟酒而成癖,以致脾胃损伤,运化失健,聚湿生痰,痰浊阻滞,气机升降失调,日积月累,痰湿越多,气机阻滞越明显,反之,气愈阻则痰越多,因恼怒等情志因素影响,痰浊随气上壅,闭塞脑络,发而厥证。

(三)体虚劳倦

若体质虚弱或多种慢性病日久耗气伤血,偏于气虚者,复加劳累过度、睡眠时间不足,休息不当或是惊恐等进一步耗伤中气,以致中气不足,脑络失养,气血阴阳亏虚,也是厥证发病的原因。

(四)亡血失精

若大汗、大吐或是大下后,气随液脱,或因创伤出血,或血虚之人,失血过多,以致气随血脱,阳随阴消,津血亏虚,亦可致脑络失养而发厥。

三、病机

(一)基本病机

厥证的基本病机为气机突然逆乱,升降乖戾,气血阴阳不相顺接。

(二)病机演变

情志改变,最易影响气机运行,轻则气郁,重则气逆,逆而不顺,气阻脑络而为气厥;气盛有余之人,骤遇恼怒惊骇,气机上逆,脑络壅塞而昏厥;素来元气虚弱之人,陡遇恐吓,清阳不升,脑络失养而昏仆发厥。升降失调是指气机逆乱的病理变化。气的升降出入,是气运动的基本形式,由于情志、饮食、外邪而致气的运行逆乱,或痰随气升,阻滞脑络而为痰厥。或食滞中焦,胃失和降,脾不升清,脑络失于濡养而发食厥。或暑热郁逆,上犯阳明,痹阻脑络致暑厥。气为阳,血为阴,气与血有阴阳相随,互为资生,互为依存,气血的病变也是互相影响的。素有肝阳偏亢,遇暴怒伤肝,肝阳上亢,肝气上逆,血随气升,气血逆乱于上,脑络不利而为血厥;或是大量失血,血脱气无以附,气血不能上达脑络而昏不知人,发为血厥。

在日常生活中,突发或久病导致脏腑功能失调,导致人体的气血阴阳失衡,外加情志失调、饮食不节、体虚劳倦及亡血失精等诱因,使气机突然逆乱,升降乖戾,气血阴阳不相顺接,脑络不利发为厥证。

四、诊查要点

(1)临床以突然昏仆,不省人事,或伴四肢逆冷为主症。

(2)患者发病之前,常有先兆症状,如头晕、视物模糊、面色苍白、出汗等,而后突然发生昏仆,不知人事,移时苏醒。发病时常伴有恶心、汗出,或伴有四肢逆冷,醒后感头晕、疲乏、口干,但无失语、瘫痪等后遗症。

(3)应了解既往有无类似病证发生。发病前有无明显的精神刺激、情绪波动的因素,或有大失血病史,或有暴饮暴食史,或有痰盛宿疾。

五、类证鉴别

(一)眩晕

头晕目眩,视物旋转不定,甚则不能站立,耳鸣,但无神志异常的表现。与厥证突然昏倒,不省人事,迥然有别。

(二)中风

以中老年人为多见,常有素体肝阳亢盛。其中脏腑者,突然昏仆,并伴有口眼㖞斜、偏瘫等症,神昏时间较长,苏醒后有偏瘫、口眼㖞斜及失语等后遗症。厥证可发生于任何年龄,昏倒时间较短,醒后无后遗症。但血厥之实证重者可发展为中风。

(三)痫病

痫病常有先天因素,以青少年为多见。病情重者,虽亦突然昏仆,不省人事,但发作时间短暂,且发作时常伴有号叫、抽搐、口吐涎沫、两目上视、小便失禁等。常反复发作,每次症状均相类似,苏醒缓解后可如常人。厥证之昏倒,仅表现四肢厥冷,无叫吼、吐沫、抽搐等症。可做脑电图检查,以资鉴别。

(四)昏迷

昏迷为多种疾病发展到一定阶段所表现的危重证候。一般来说发生较为缓慢,有一个昏迷前的临床过程,先轻后重,由烦躁、嗜睡、谵语渐次发展,一旦昏迷后,持续时间一般较长,恢复较难,苏醒后原发病仍然存在。厥证常为突然发生,昏倒时间较短,常因为情志刺激、饮食不节、劳倦过度、亡血失精等导致发病。

六、辨证论治

(一)辨病因

厥证的发生常有明显的病因可寻。

(1)气厥虚证多发生于平素体质虚弱者,厥前常有过度疲劳、睡眠不足、饥饿受寒、突受惊恐等诱因。

(2)血厥虚证与失血有关,常继发于大出血之证。

(3)气厥实证与血厥实证,多发生于形体强壮之人,发作常与急躁恼怒、情志过极密切相关。

(4)痰厥好发于恣食肥甘,体丰湿盛之人,而恼怒及剧烈咳嗽常为其诱因。

(5)食厥多见于暴饮暴食或过饱之后,食滞中焦,胃失和降,脾不升清而成。

(6)暑厥多发生于暑热郁逆,上犯阳明而致。

(二)辨虚实

厥证见证虽多,但概括而言,不外虚实二证,这是厥证辨证的关键。

(1)实证表现为突然昏仆,面红气粗,声高息粗,口噤握拳,或夹痰涎壅盛,舌红苔黄腻,脉洪大有力。

(2)虚证表现为眩晕昏厥,面色苍白,声低息微,口开手撒,或汗出肢冷,舌胖或淡,脉细弱无力。

(三)分气血

厥证以气厥和血厥多见,其中尤以气厥实证与血厥实证易于混淆。

(1)气厥实证乃肝气升发太过所致,体质壮实之人,肝气上逆,由惊恐而发,表现为突然昏仆,呼吸气粗,口噤握拳,头晕头痛,舌红苔黄,脉沉而弦。

(2)血厥实证乃肝阳上亢,阳气暴涨,血随气升,气血并行于上,表现为突然昏仆,牙关紧闭,四肢厥冷,面赤唇紫,舌质暗,脉弦有力。

七、治疗原则

厥证乃危机之候,当及时救治为要。醒神回厥是主要的治疗原则。

(一)实证

开窍、化痰、辟秽而醒神。在药物上,主要选择辛香走窜的药物;在剂型上,主要选择宜吞服、鼻饲、注射等,如丸、散、气雾、含化以及注射之类的药物。本法系急救治标之法,苏醒后按病情辨证治疗。

(二)虚证

益气、回阳、救逆而醒神。对于失血、失津过急过多者,还应配合止血、输血、补液,以挽其危。由于气血亏虚,故不可妄用辛香开窍之品。

八、辨证分型

(一)气厥

1.实证

由情志异常、精神刺激而发作,突然昏倒,不省人事,或四肢厥冷,呼吸气粗,口噤握拳,舌苔薄白,脉伏或沉弦。

证机概要:肝气不舒,气机逆乱,上壅心胸,阻塞清窍。

治法:开窍,顺气,解郁。

代表方:通关散合五磨饮子加减。

平时可服用柴胡疏肝散、逍遥散及越鞠丸之类,理气解郁,调和肝脾。

2.虚证

发病前有明显的情绪紧张、恐惧、疼痛或站立过久等诱发因素,发作时眩晕昏仆,面色苍白,呼吸微弱,汗出肢冷,舌质淡,脉沉细微。本证临床较多见,尤以体弱的年轻女性易于发生。

证机概要:元气素虚,清阳不升,神明失养。

治法:补气,回阳,醒神。

代表方:生脉注射液、参附注射液、四味回阳饮。

平时可服用香砂六君子丸、归脾丸等药物,健脾和中,益气养血。

(二)血厥

1.实证

实证者多因急躁恼怒而发,突然昏倒,不省人事,牙关紧闭,面赤唇紫,舌暗红,脉弦有力。

证机概要:怒而气上,血随气升,闭阻清窍。

治法:平肝潜阳,理气通瘀。

代表方:羚角钩藤汤或通瘀煎加减。

2.虚证

虚证者常因失血过多而发,突然昏厥,面色苍白,口唇无华,四肢震颤,目陷口张,自汗肤冷,呼吸微弱。舌质淡,脉芤或细数无力。

证机概要:血出过多,气随血脱,神明失养。

治法:补气养血。

代表方:急用独参汤灌服,生脉注射液静脉推注或滴注。

(三)痰厥

患者素有咳喘宿痰,多湿多痰,恼怒或剧烈咳嗽后突然昏厥,喉中痰声,或呕吐涎沫,呼吸气粗,舌苔白腻,脉沉滑。

证机概要:肝郁肺痹,痰随气升,上闭清窍。

治法:行气豁痰。

代表方:导痰汤加减。

(四)食厥

暴饮暴食,突然昏厥,脘腹胀满,呕呃酸腐,头晕,舌苔厚腻,脉滑。

证机概要:食滞中焦,脾胃失和,阻塞清窍。

治法:消食和中。

代表方:昏厥如发生在食后不久,可先用盐汤探吐,以祛食积。继以神术散合保和丸加减。

(五)暑厥

身热汗出,口渴面赤,继而昏厥,不省人事,或有谵妄,头晕头痛,胸闷乏力,四肢抽搐,舌质红而干,苔薄黄,脉洪数或细数。

证机概要:暑热郁逆,上犯阳明,上闭清窍。

治法:开窍醒神,清暑益气。

代表方:昏厥时应予牛黄清心丸或紫雪丹以凉开水调服,清心开窍醒神为主,继用白虎加人参汤或清暑益气汤加减。

九、急症处理

厥证发作时可以给予对症处理。

(一)针灸

1.毫针疗法

(1)实证以泻为主,泻人中或点刺十宣出血,酌情配合取合谷、太冲等穴。

(2)虚证以补为要,以灸百会、关元、神阙为主,酌情配合取气海、关元等穴。

2.刺络疗法

《古今医鉴》指出:"一切初中风、中气,昏倒不识人事……或急以三棱针刺手中指甲角十二井穴,将去恶血"。

(二)药物

1.实证

鼻散、苏合香丸、玉枢丹等。

2.虚证

生脉饮、参附汤等。

第三节 痹 病

病位在各个关节,主要症状以疼痛、肿胀、酸楚、僵直、麻木为主,包括西医的强直性脊柱炎、风湿性关节炎、类风湿关节炎、坐骨神经痛、骨性关节炎和一些诊断未明确的关节痛。可分虚证、实证与虚中夹实证。

一、病因、病机

虚证的病机是筋脉失荣,实证的病机是筋脉不通。风寒湿、湿热、痰湿、瘀血,是实证致病之因;气血虚弱,是虚证之致病之因。

二、诊断要点

肢体、关节疼痛、麻木、酸楚、重着、活动障碍。

三、辨证要点

(1)初病在经。

（2）病久入络。

（3）在经则循经掣痛，关节屈伸不利。

（4）入络则疼痛相对固定，多见变形。

（5）实则痛甚。

（6）虚则痛缓。

（7）寒则剧痛。

（8）湿则肿痛。

（9）热则红肿热痛。

（10）游走性疼痛。

（11）僵直变形。

（12）固定不移。

四、常用药物经验

（一）常用药物

常用药物见表 8-1。

表 8-1　痹证常用药物

药名	适应证
虫类药	各种肢体麻痹症日久
羌活、独活	肢体风寒湿痹证
桂枝、路路通	指趾关节痹痛
川牛膝、木瓜	下肢痹痛
乳香、没药	痹痛固定不移或刺痛
鸡血藤、络石藤	肢体麻木疼痛
海风藤	痹痛无定处或关节多处作痛
丁公藤、青风藤	风寒作痛
生薏苡仁、秦艽	痹痛以肿痛为主；痹痛关节僵直不利
防己、卷柏、草薢	痹痛以肿胀为主；痹证以下肢肿痛为主
老鹳草、豨莶草	肢体关节肿胀
山慈菇、忍冬藤、土茯苓	肢体关节以红肿热痛为主
丝瓜络、伸筋草、穿山龙、追地风	痹症以窜通为主
防风、威灵仙	痹症疼痛游走不定
父子、制川乌、细辛	痹症以痛为主、遇寒加重
天麻、黄精	肢体麻木

（二）用药经验

（1）在经时宜活血通经。药选当归、丹参、鸡血藤、络石藤。入络则辛润通络。药选全蝎、蜈蚣、乌梢蛇、白花蛇、蜂房与辛润通络的桂枝、当归、川芎等。虫类药不可早用。

（2）独活与狗脊、附子相合善祛风寒。治疗风寒入侵太阳或督脉带脉之腰痛。

（3）薏苡仁与炒杜仲相合，利湿强腰、善治湿侵腰部经络之腰部沉重疼痛。

（4）茯苓与干姜、白术相伍，利湿祛瘀散寒。邪气在经，腰之肌肉筋膜作痛多选之。

（5）菟丝子与鹿角片相合，补肾通络。善治肾虚督之脉络瘀阻之腰椎关节疼痛。

（6）土鳖虫与白术成对，祛瘀通络，善破腰脐间瘀血。对于腰痛日久之腰椎间盘疾病所致之腰痛效果尚好。

（7）乌梢蛇与蜂房相合，搜风通络，可直入筋隧骨隙。腰椎间盘疾病多选之。

（8）川牛膝对于下肢血瘀疼痛效佳。

（9）天南星、半夏、海桐皮、川牛膝相伍余常用于治疗痰瘀阻络，血不荣筋之下肢麻木沉重症。

（10）血不荣筋者，余常选养血荣筋之藤类药，如鸡血藤、青风藤、络石藤。

（11）关节肿大变形者选刘寄奴、苏木、僵蚕、制马钱子。

（12）风寒入侵下肢筋络者，多选麻黄、细辛、独活、制川乌。

（13）关节屈伸不利者，多选宽筋藤、秦艽、伸筋草、木瓜、薏苡仁。

（14）下肢肢窜痛者选穿山龙、钻地风。

（15）由腰或髋关节向下肢窜痛者选丝瓜络、伸筋草、宽筋藤。

（16）上肢痛用姜黄、桂枝、羌活。

（17）下肢痛用牛膝、独活。

（18）抽筋用木瓜、白芍、薏苡仁、秦艽、伸筋草。

（19）外伤用落得打、自然铜、骨碎补。

五、证治经验

风湿性关节炎属中医之风寒湿痹、湿热痹，是风寒湿三气同时入侵经络与血相合，以及湿热入侵或湿郁化热而成。前者即成风寒湿痹，后者即成湿热痹。寒冷潮湿是致病之主要因素。治疗方面，中医方书因有行痹、痛痹、着痹之不同，治疗上也有祛风散寒除湿的区别。但临床时,行、痛、着往往同时出现,风、寒、湿不可截然分开,故目前大多称风寒湿痹、湿热痹。临床分为急性与慢性两类。急性者,祛风散寒除湿开痹、清热利湿开痹。慢性者,益气养血祛风除痹、搜风辛润通络。

(一)急性风湿性关节炎

(1)风寒湿痹:有明显的寒冷潮湿史,天气变化时疼痛显著加重。病程较短,疼痛呈游走性,痛处有时肿胀,遇寒痛甚,得热则减。大多发生在四肢大关节。血检:活动时血沉增快,抗"O"超过1:160,或伴有有结节性红斑或环形红斑。

治法:风寒湿痹,宜用祛风散寒,除湿通络止痛。常选用焦树德老师之经验方,余取名焦氏除痹汤。

方药组成:桂枝10 g、附子15 g、白术20 g、羌活10 g、独活10 g、威灵仙10 g、防己10 g、千年建10 g、寻骨风10 g、当归10 g、海风藤30 g、甘草10 g。

加减:寒甚加附子;湿甚加防己;风甚加防风和丹参。痛甚加川木香、延胡索;咽喉痛最能引发,加金银花、连翘、甘草、桔梗;肌肉疼加白术、雷公藤;血沉快加豨莶草、忍冬藤;夏月加佩兰、卷柏;下肢加川牛膝、木瓜;上肢加姜黄;肿胀加老鹳草。

(2)湿热痹也可见于反应性关节炎,关节患处红、肿、热、痛。此起彼伏,游走不定。或发热恶寒,或咽喉疼痛。血沉快、抗"O"高,或有结节性红斑或环形红斑。舌红苔黄腻,脉滑数。

治则:清热利湿除痹法。

方药:吴氏蠲痹汤。防己10 g、赤小豆30 g、老颧草30 g、豨莶草30 g、薏苡仁30 g、乌梢蛇30 g、忍冬藤30 g、秦艽10 g、萆薢10 g、蚕沙10 g、海桐皮15 g、雷公藤10 g。

加减:红斑加赤芍、牡丹皮;咽喉痛加射干、锦灯笼;体温高加石膏、知母;痛甚加全蝎、蜈蚣;上肢加桂枝、羌活;下肢加川牛膝、木瓜;肿胀加豨莶草、老鹳草。白细胞计数升高加连翘、紫花地丁。

(二)慢性风湿性关节炎

慢性风湿性关节炎大多属风寒湿痹,湿热痹很少见。

(1)气血虚弱、风寒湿痹:全身关节疼痛,走窜不定,腕、肘、肩、踝、膝、髋关节酸困不适,或肿胀。病程日久,面色萎黄,体倦乏力。舌淡苔白,脉沉细。

治则:益气养血祛风通络。

方药:八珍汤。当归 10 g、白芍 10 g、川芎 10 g、生地黄 20 g、党参 10 g、白术 10 g、茯苓 30 g、甘草 10 g、鸡血藤 20 g。

加减:肌肉酸痛加羌活、独活、桑枝、川木香、延胡索;关节疼痛甚者加青风藤、穿山龙、丁公藤;湿甚肿胀加防己、豨莶草;关节屈伸不利加薏苡仁、秦艽、伸筋草。

(2)血虚风寒湿痹:慢性关节痛无明显气虚表现者,但见面色不华,脉沉细弱。或风湿性肌炎者可用程氏蠲痹汤。

药物组成为生地黄 10 g、白芍 10 g、川芎 10 g、当归 20 g、延胡索 10 g、川木香 10 g、羌活 10 g、独活 10 g、桑枝 10 g、桂枝 10 g、川牛膝 10 g、姜黄 10 g、全蝎 3 g(冲)。

加减:肌风湿加雷公藤。

第四节 痿 病

一、概述

痿病是指肢体的筋脉弛纵不收,手足肢体软弱无力,不能随意运动,甚至发生瘫痪,或有肌萎缩的一种病证。

痿病又称痿躄。痿者,肢节弛而无力,筋脉弛纵不收;躄者,足弱无力,不能任地。两者仅病的部位稍有区别,而其发病总的都是筋脉弛纵不收(松弛),所以合称痿躄,临床上以下肢痿较多见,也可称为"下痿"。

根据痿病的临床特征,现代医学中感染性和非感染性的脊髓病如吉兰-巴雷综合征、运动神经元病、进行性肌营养不良、自身免疫而来的重症肌无力、与神经介质有关的周期性瘫痪、多发性硬化、脊髓空洞症、神经功能障碍的癔病性瘫痪等均以肌无力或肌萎缩为主症,可参考痿病进行辨证论治。但此组病有些易治,有些难治。如吉兰-巴雷综合征,在我国从南至北均有,以郑州地区多见,常与变态反应有关,以瘫为主,预后一般良好。而运动神经元病,尚无可靠的治疗,中医药治疗尚有些线索可寻。重症肌无力中医药治疗尚能改善或缓解。

在上述疾病中如肌萎缩运动障碍而有震颤或共济运动障碍突出者,如运动神经元病见筋惕肉瞤、膝踝拘挛是兼中风,可称痿痹并病,应结合中风进行辨证治疗。另多发性肌炎也可属痿病范围,但其肌肉疼痛突出,是由气血痹阻经络而成,可称痿痹并病,应结合痹证进行辨治。肌萎缩而伴血虚发痉肌强直者为痿痉并病。

二、病因、病机

(一)关于病因学说

痿病的记载首见于《素问·痿论》提出的"五脏使人痿何也?""五脏因肺热叶焦,发为痿躄",由于五脏感受热邪而成,尤其是肺受热邪,肺叶焦枯而发痿躄,《素问》将"肺热伤津"作为主因。又五脏病变致痿,从肺主皮毛,心主血脉,肝主筋膜,脾主肌肉,肾主骨髓等关系将痿病分为痿躄(皮痿)、脉痿、筋痿、肉痿、骨痿5种,此种观点认为其病均与热邪相关。

另一观点是湿热致痿,《素问·生气通天论》曰:"湿热不攘,大筋緛短,小筋弛长,緛短为拘,弛长为痿"。大筋可为伸肌,小筋可为屈肌,此为湿热壅塞肺络成痿病。

金元时代张子和《儒门事亲》写道:"大抵痿之为病,皆因客热而成"。这是阐发《黄帝内经》火热伤津的理论。

明代《景岳全书·痿证》指出:"则又非尽为火证……因此而败伤元气者,亦有之。元气败伤,则精虚不能灌溉,血虚不能营养者,亦不少矣。若概从火论,则恐真阳亏败,及土衰水涸者,有不能堪"。可见精血不足,肝肾虚亏,可导致筋骨萎废不用。

肝藏血,主筋,为罢极之本,血虚筋脉失养,早期萎软乏力,可以恢复,日久则与痿病相关。

肾藏精,主骨,为作强之官,伎巧出焉(强音将,劲而有力量之意,伎巧指精巧的动作,锥体外系功能,协调及共济运动功能的体现与肾有关)。

若精血充盛则筋骨坚强,活动自如。如各种原因,久病亡血失精,使精血亏损,如景岳谓精虚不能灌溉,血虚不能营养,复因阴虚内热,又加灼液伤津,筋骨经脉失于濡养,再者痼疾日久,阴损及阳,肾脾阳虚皆可发生痿病。

总之后世医家通过临床实践对痿病的病因又有新的看法。如清代邹九滋提出"阳明为宗筋之长,阳明虚则宗筋纵",是说脾胃虚弱、气血乏源也可成痿。

(二)病机转化

1.肺热津伤

常因正气不足,感受温热毒邪或病后毒邪未尽,低热不解,肺受热灼,致使津

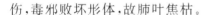

伤,毒邪败坏形体,故肺叶焦枯。

2.湿热浸淫

居处潮湿或露宿冒雨,湿留不去,郁久化热;或食饮不节,如过食肥甘醇酒以致湿热内生,浸淫筋脉,此为湿热壅阻脉络,影响气血的运行布达,使筋脉肌肉弛纵不收因而致痿。肉痿由脾湿而成,湿阻经脉、气血行涩、筋脉失养皆可成痿,以湿热为多见,寒湿暑湿也可造成本病。

3.脾胃虚弱

平素常脾胃不健,或久病中气不足,脾胃受纳运化功能失常,津液气血生化乏源,筋脉肌肉失养可以产生痿病。按流行病学调研资料此类少见。

4.肝肾亏虚

肝藏血主筋,为罢极之本,肾藏精主骨,为作强之官,伎巧出焉。若病久体虚,或房劳过度,则肾精不足,肝血亏损,筋骨失其营养,脉络失其濡润,因致痿病。

总之,症状见痿软无力;因温毒、湿热、肝肾亏虚、脾胃虚弱(因热、因湿、因虚);病位在肝、肾、肺、脾、胃;病机为筋脉弛缓;证候属性包括实证,虚证,虚中有热,虚中夹湿,湿热伤阴耗气,实中带虚,虚实夹杂,辨证应抓住主要侧重面以治之。

三、临床表现

本病临床上以手足软弱无力、筋脉弛缓不收、肌肉萎缩为主要证候特征,也是各证共同特点。本病以肢体痿软、不能随意运动为主,但病有急缓与虚实不同。起病急者,发展快,肢体不用,或拘急麻木,肌肉萎缩不显,多属实证;发病缓,病程长,肢体弛缓,肌肉萎缩明显者,多属虚证。

四、鉴别诊断

痿病应与痹证及中风偏枯加以鉴别,因久痹由于关节疼痛,活动受限,肢体长期废用,进而瘦削枯萎,软弱无力,如坐骨神经痛、类风湿有类似痿病萎废不用和肌肉萎缩,但痹证以肢体关节疼痛突出,而痿病肢体关节一般不痛,此为主要区别点。另外与中风偏枯的区分,偏枯为半身不遂、偏身麻木,多起病急,属中风的一种临床症状,即使为后遗症,追溯病史也有中风过程和其他中风症状(中风有风痱、风懿、风痹、偏枯之分),痿病多起病缓慢,主要表现为双下肢瘫,也有四肢瘫和单个肢体瘫,很少有偏瘫。

五、辨证论治

痿病分类不按五痿而按病机分为肺热伤津、湿热浸淫、脾胃虚寒和肝肾亏虚四证。肺热伤津证常发生于温热病中或病后,迅速见肢体痿弱不用(如小儿脊髓灰质炎,在双峰热时见瘫)。湿热浸淫证属新病,有渐进发展过程,常双下肢痿弱,兼有足跗微肿(湿浊下注),病较轻为不全瘫,最后可全瘫,此二证多属实证。脾胃虚寒、肝肾亏虚二证起病缓慢,病程久以下肢痿瘫为主,多属虚证,症情一般亦重。临床常见症兼夹湿热,宜先清化湿热,而后再进补养之剂。应视标本缓急以投治。

按肺之津液来源于脾胃,肝肾的精血亦有赖于脾胃受纳运化而成,所谓独取阳明是强调益胃养阴,健脾益气,治在后天的重要性。以脾胃虚弱者,首应调理脾胃,使受纳运化功能健旺,饮食得增,胃津得复,进而上可以润肺救津,下可以滋肾养肝,肺之津液←脾胃→肝肾精血,此取法于中,若津液精血充盛,则筋脉得以濡养,有利于痿病的恢复。在针灸治疗上,足阳明胃经多气多血,也多用手足阳明经的穴位,因此"独取阳明"的治痿原则是重视调理脾胃的一环;但不能单以"独取阳明"的法则统治各类痿病,尤以肝肾亏虚者仍宜补养肝肾为主,适当增入益胃健脾之品。

(一)肺热伤津

1.证候

开始多有发热,或热退后 3～5 天至 2 周突然(或较快地)出现肢体软弱无力,可兼见心烦口渴,呛咳咽干,小便黄少,便干便秘等症,舌质偏红,舌苔黄,脉象细数。

2.分析

温热毒邪灼肺,津伤叶焦,高源化绝,筋脉失养,故肢体痿弱不用,心烦口渴是热邪炽盛而津液不足。呛咳咽干是肺燥气失宣肃,咽喉无津而致干涩,溲黄便干及舌脉均系热盛津伤而成。

3.治法

清热润燥,养肺益胃。

4.方药

清燥救肺汤加减。方中人参、麦冬养肺生津,用西洋参最好,一般用 6 g,或用生晒参,一般用 10 g,或用南沙参、北沙参各 30 g(清热养阴生津),生石膏、桑叶或桑白皮、杏仁、麻仁清热润燥。

5.方药加减

若高热、口渴、有汗,可重用生石膏,并加鲜生地、知母、金银花、连翘等生津清热以祛邪,阿胶、黑芝麻、甘草育阴养血。若身无热,神倦,食欲缺乏,口燥咽干,属肺胃阴伤,宜用《温病条辨》益胃汤(沙参、麦冬、生地、玉竹、冰糖)加薏苡仁、山药、生谷麦芽之类益胃生津。若呛咳痰少,酌加瓜蒌、桑白皮、枇杷叶清润之品润肺降气。

6.变证

本病的变证,或因正气虚惫,或由温毒太盛,可见呼吸困难表浅,憋气纳气吸不进,不能使气沉入丹田,此乃由肺及肾,肾不纳气,吸氧气少,二氧化碳呼不出,天阳之气进不去,血二氧化碳多则唇甲紫青(瘀血),此乃由肺及心,心为君主,肺为相辅,佐心主治节朝百脉,肺虚推动力下降,则心主之脉瘀,但一般无昏迷。吞咽发呛、语言不利为舌本不利,是肺肾气不足或肺肾阴虚所致。大汗后肢冷或周身湿冷,阳欲转为真寒(亡阳寒证),唯神志一般清醒居多。

此呼吸困难之变证是由伤阴进而耗气,正气欲脱由阳热证而成为阴寒证,舌紫黯,脉微欲绝。东垣谓火与元气不两立,是温毒伤阴耗气同时发生,常阴先伤,津亏损证见早,至一定程度则气渐耗,由量变到质变而成阴寒证。呼吸表浅为肾不纳气之象,可见变证系由肺及肾。

从阴分看,肾主水,肺为水之上源,肺津伤,不能下荫于肾,肾火妄动,火邪伤肾时,肾水亏不能上济于肺,肺脏更燥——所谓高源化绝。

从阳分看,肺主气,肾为气之根,肺主出气,肾主纳气,正气耗伤终必及肾,肾不纳气,有升无降则喘促;肺朝百脉,肺佐心主治节,百脉皆靠肺气(宗气的一部分)推动以正常循行,肺气亏损则血瘀阻络,故唇甲青紫。

吞咽发呛、言语不利是舌本不利,手太阴肺脉抵舌本,主咽喉,足少阴肾脉夹舌本,手少阴心脉上夹咽系舌本,足太阴脾脉连舌本散舌下,足厥阴肝脉上颃颡络舌本,此由津枯气弱而舌痿。大汗后肢冷,周身湿冷,阳气虚脱,转为真寒之征,治宜急予回阳固脱,生脉散及心脉灵静脉滴注,配合大剂量激素冲击治疗,必要时使用呼吸机抢救。无意识障碍者预后尚好,一般半年恢复正常,也不复发,或留后遗症,但总有望恢复好转,冷汗者可配用当归四逆汤,或桂枝参芪类。

(二)湿热浸淫

1.证候

亚急起病,肢体痿软力弱,或兼麻木、困重,足跗微肿,常逐渐加重,多以下痿为主,或有发热,喜凉恶热,胸脘痞闷,小便赤涩热痛,舌苔黄,脉象濡数或滑数。

2.分析

脾主肌肉主四肢,湿热郁蒸困脾,浸淫筋脉,气血阻滞,故痿软无力。湿邪浸渍肌肤,湿邪下沉故肢体麻木、困重、足跗微肿。湿热交阻于营卫,可见身热。湿热壅滞胸膈而气机不利,则胸脘痞闷,湿热下注膀胱,致使小便赤涩热痛,苔黄腻为湿热重(有淡黄厚腻为湿重于热;有薄黄干腻为热重于湿;以中后部黄腻为主,舌前 1/3 常红,中黄腻为主是中焦湿热;或有满布舌白苔)。脉濡主湿,数主热,临床滑数多或弦滑数是湿重气机阻滞。

3.治法

清热利湿。

4.方药

加味二妙散(黄柏、苍术、当归、川牛膝、萆薢、龟甲、防己)。方中黄柏清热,苍术燥湿,用萆薢、防己加薏苡仁导湿热从小便出,川牛膝加桑寄生可下行湿热,强壮筋骨,晚蚕沙、甘草辛温入肝脾胃,祛风除湿治转筋腹痛,合皂角子治顽固便秘。

5.方药加减

(1)利:淡渗甘淡平药物,如茯苓、通草、薏苡仁等。

(2)化:芳香药物,如藿香、佩兰、防风、白芷、茯苓、泽泻等。

(3)下:不仅阳明兼以少阳,可用大柴胡剂,柴胡、黄芩、半夏、生姜、大枣、枳实、大黄为宜。

(4)若湿偏盛者,胸脘痞闷,肢重且肿,苔白腻加泽泻、茯苓、厚朴化湿理气,如值夏秋季节,加藿香、佩兰芳化湿浊。

(5)若热偏胜者,热甚伤阴,肌肉消瘦,两足热、口干心烦,舌边尖红,脉细数,应去苍术加生地、麦冬育阴清热,下肢热感加忍冬藤、丝瓜络。

(6)若兼瘀血阻滞,肢麻足软,或有痛感,舌质黯紫,脉涩,可选加桃仁、赤芍、丹参等活血通络。局部有冷感者去黄柏、龟甲,加桂枝温通经脉。

(7)若湿热浸淫筋膜,当用川萆薢配晚蚕沙;逢瘀热阻络以桃仁合皂角刺加在二妙、四妙方中。

6.变证

(1)湿热证也可发生呼吸困难之变证,以湿热邪盛,湿耗气,热伤阴,气阴两伤,重证可寒转,但所见较少,不如由肺及肾多见。

(2)阴虚夹湿热应两治,徒清利则阴愈伤,惟养阴则湿益甚。当清滋,清利湿热则淡渗芳化(茯苓、薏苡仁、白扁豆、藿香、佩兰、豆皮)加滋阴(女贞子、旱莲草、沙苑子、白蒺藜、芝麻、菟丝子)。

(3)另有感受寒湿、阴暑者,如夜间露宿,素体阳虚,又遭雨淋,涉水或居于广厦之中频频吹风。症见忽然四肢软瘫,常先双下肢瘫,或下肢瘫重,或四肢麻木,手足发凉,甚至肢体冷汗频出。舌质淡苔薄白,脉沉迟或沉伏(是寒湿侵袭少阴肾经,命门火衰),治宜祛寒湿,温肾脾。方用仲景《金匮要略》桂姜草枣黄辛附汤合参术汤加减以大气一转,待下肢不冷,微汗而暖,则停用,改当归四逆汤。

(三)脾胃虚寒(虚弱)

1.证候

肢体痿软无力,逐渐加重,食少便溏,面虚浮,神疲倦,苔薄白,脉细弱。

2.分析

脾胃虚弱,气血生化乏源,筋脉失养,故渐见下肢痿软无力。脾失健运,胃气不和则食少便溏,脾虚,水湿稽留,故面浮。舌脉皆气血虚之征。

3.治法

益气健脾。

4.方药

参苓白术散加减。方用人参、白术、白扁豆、山药、莲子肉健脾益气,茯苓、薏苡仁健脾渗湿,砂仁、陈皮和胃理气以平补脾阴脾气,久服无偏弊。

5.方药加减

(1)若病久肌萎缩可加黄芪、当归补气补血。

(2)若畏寒肢冷可加附子、干姜以温脾阳。

(四)肝肾亏虚

1.证候

起病缓慢,下肢痿软无力,腰脊酸软,并有眩晕、耳鸣、遗精或遗尿,或月经不调,舌红少苔,脉细数。

2.分析

肝主筋,以精亏血少不能濡养筋脉,故筋软痿弱而不用。腰为肾府,精虚髓空,腰脊失养,故腰脊酸软。眩晕耳鸣,属肝肾精血亏虚不能上承而成。肾虚膀胱失约,故遗尿。肾虚不能藏精,故见遗精。肝肾亏虚,冲任失调,故见月经失调。舌红,少苔,脉细数均为阴虚内热之象。

3.治法

补益肝肾,滋阴清热。

4.方药

虎潜丸加减,可以改拟汤剂。方中熟地、龟甲、知母、黄柏滋阴清热可以重用,虎骨(现已禁用)镇阳,怀牛膝补肾强壮筋骨,当归、白芍养血柔肝,干姜温通,陈皮和胃。若面色萎黄、心悸气短、脉细弱者,酌加黄芪、人参、何首乌、鸡血藤以补养气血。

6.变证

若久病阴损及阳,症见腰膝痿废,肌肉萎缩,肢体发凉(患肢),时而冷汗出,怕冷,阳痿早泄,小便清长,舌质淡黯,脉沉细或沉弦。此系命火不足,失于温煦,血络瘀阻而成。治宜壮肾阳,益筋骨,活血络,选用加味金刚丸为主方。方用巴戟天、肉苁蓉、杜仲、淫羊藿、菟丝子补肾阳,兼顾肾阴,可强筋骨,制马钱子、木瓜、牛膝壮筋舒筋益肝肾,天麻、蜈蚣、僵蚕、乌蛇肉祛风活络,萆薢、乌贼骨祛湿和胃,应酌加当归、白芍养血柔肝,加地龙、红花活血达络。

因久病多配丸药调治,也可改丸为汤以本加减。强调补阳同时补阴,或在补阴基础上补阳,补中必加调气和胃药,补阳药要用润药如菟丝子、补骨脂、肉苁蓉等,丸药中加凉血药如白薇、丹皮,兼气分药黄柏。

六、临证体悟

(一)周期性瘫痪

周期性瘫痪与血钾突然降低有关,四肢瘫,好发青中年人。如既往有类似病史,即可诊断。若不能化验,也可口服氯化钾 4.5 g,1～2 小时瘫去即可证实,苹果、橘子等里含钾,服中药可减少复发。

(二)吉兰-巴雷综合征

在我国不少见,特别夏暑季节,农村多见,病因不清,发病特点是散发,小孩多。可以受寒,也可受暑热温毒邪,也可由湿热病邪引发。

(1)突然瘫痪,以下肢远端先瘫(故又称上行性麻痹),无意识障碍,可上升到呼吸困难,冷汗唇甲发绀。急性期常死于呼吸衰竭。用中药和激素治疗半年后可不留后遗症状。

（2）暑益气汤。

（3）姜草枣黄辛附汤（可使大气一转）。

夜间露宿，阳气不足受寒，寒邪直中三阴（重在少阴肾），气化不好，当用麻附辛汤和桂姜温脾肾，输转大气，重新振兴起来。

（三）多发性硬化（脱髓鞘病）

硬化斑在脊髓白质有 2 个以上，是慢病毒或自身免疫引起。

特点：复发缓解，渐渐加重，最后影响视神经而致失明。首次发病激素多有效，渐次疗效不佳，是属肝肾脾先后天不足，精气血均虚，治助肾阳、滋肾阴、养肝血、益脾气——大补元煎、龟鹿二仙、河车大造丸可选用。

（四）痿病常伴二便障碍

遗尿、尿潴留（高张力）导尿常并感染，可用乌梅、地榆，煎剂对大肠埃希菌有抑制作用。

便秘。①冷秘：大便不干，排便无力，肾阳不足，半硫丸好。硫黄日服量 1 g，不过 10 天毒不大。配丸药，蜜丸。②虚秘：肠液不足，肉苁蓉、当归、瓜蒌、玄参。③热秘：大黄、芒硝、番泻叶（番泻叶对胃有影响）。

（五）视力

视物模糊、失明——养肝明目（谷精草、密蒙花、望月砂、晚蚕沙）。

七、转归预后

痿病是一种慢性重病，病机可涉及多脏腑，各证候间相互联系、相互转化。如外感温热，肺热伤津，可耗伤胃阴，形成肺胃阴虚，或日久不愈，五脏受灼，转为肝肾阴虚或肺肾阴虚。湿热浸淫，邪延日久，可损伤脾胃。阳明湿热，又可上灼肺金，流注于下，伤及肝肾。脾胃虚弱之证，往往易夹杂湿热内滞，或夹痰湿之邪。各种痿病日久，无不伤及肝肾，肝肾阴虚，阴损及阳，可转为阳虚证或阴阳两虚证。

痿病的预后与感邪轻重、正气强弱有密切关系。起病急，感受外邪为主者重，通过合理治疗，邪气渐除，正气得复，可获治愈；起病缓慢，渐进发展，病程较长，正虚邪实，经治疗可望控制病情发展，或有望治愈，但需长期坚持治疗；痿病日久，多脏损伤，气血两虚，阴阳俱损，肢痿逐渐加重，肌肉瘦削，则恢复困难，预后甚差。痿病过程中若出现胸闷气短，声音嘶哑，呼吸及吞咽困难，或面色青紫，昏迷，为肺脾之气将绝，病情危重，预后极差，需积极抢救。

八、预防

(1)注意经常锻炼身体,增强体质,饮食有节,起居有常,远房帏,调情志,适寒温,防潮湿,避免感受温热毒邪,一旦感受,及时治疗,防其传变。

(2)护理方面,急性发病者,应卧床休息;高热患者必要时物理降温;出现神志昏迷,呼吸、吞咽困难者,应密切观察病情变化,及时组织抢救。对于缓慢起病者,应保证足够的睡眠和休息,注意劳逸结合。下肢痿软,行走困难者,可应用双拐协助站立、行走,同时应防止摔倒,发生意外。翻身困难者,帮助其翻身,防止褥疮形成。肢体痿软不能随意运动成瘫痪者,帮助其按摩、活动,防止肌肉萎缩。对患肢宜保暖,有肌肤麻木、感觉迟钝者,应防止冻伤、烫伤。

(3)饮食要清淡富有营养,少食辛辣、生冷、肥甘之品,避免烟酒,以防助热生痰,损伤脾胃,可配合食疗。

第五节　腰　　痛

腰痛包括西医的肾脏疾病、风湿病、腰肌劳损、脊椎及脊髓疾病以及妇科疾病、泌尿系疾病。

腰为肾府,肾与膀胱相表里,是太阳经所过之处,又为冲、任、督、带之要会。凡腰痛者在脏属肾、肝、脾,在经属太阳、督带。

奇经之脉隶属于肝,奇经之患多责之于肝。

一、病因、病机要点

(一)病因

(1)外邪入侵。

(2)外伤。

(3)肾精亏损。

(二)病机

肾虚为本,腰部经络壅滞为标。

二、诊断要点

(1)以腰骶椎为中心累及一侧或两侧腰部,轻微活动即可引起剧烈疼痛。

（2）久坐起立时或在清晨睡醒时腰部作痛。

（3）腰部作痛可放射到下肢，或伴发热恶寒、小便涩痛、带下阴痒。

三、辨证要点

腰痛之治，古人有阳虚不足，少阴肾衰风痹；风寒湿著腰痛；劳役伤肾；坠堕损伤；寝卧湿地之五辨。余遵叶天士之三因分治论，仍将腰痛病因分为外感风寒湿、湿热，内伤肝肾亏虚，跌仆外伤、气滞血瘀三大类。

临证时首先宜分病在脏腑与病在经络。病在脏腑以虚较多，病在经络以实较多。虚以肾虚为主，实以风寒湿或湿热外邪以及痰湿、瘀血痹阻经络为主。

（一）实证

发病骤急，疼痛剧烈，引牵脊脊、下肢。

（二）虚证

虚证者常见慢性反复发作，腰部悠悠作痛。

（三）寒湿证

腰腿沉重酸困，冰凉。

（四）湿热证

腰痛，舌苔黄腻，脉滑数。

（五）瘀血证

腰部刺痛，转侧受限。舌有瘀斑或瘀点。

（六）妇女行经

围腰如绳紧束、疼痛，经后逐渐缓解，呈周期性发作者，称为"经行缠腰痛"。

四、常用药物经验

（一）常用药物

见表 8-2。

表 8-2　腰痛常用药物

药名	适应证
独活、续断、炒杜仲、桑寄生	腰部悠悠作痛、腰酸
土鳖虫、白术	脊柱关节病、腰扭伤、腰间盘突出症
鹿角片、鹿角胶	强直性脊柱炎，以痛为主；腰部酸困
羌活、独活	腰脊两旁作痛

续表

药名	适应证
补骨脂、肉桂、炒杜仲	黎明腰痛或酸困
小茴香、干姜、肉桂	腰部冰凉酸痛
茯苓、桂枝、干姜、白术	腰部沉重、酸痛
狗脊	受寒腰痛
乌梢蛇、蜂房	腰间盘突出症
桃仁、赤芍、延胡索	肾、输尿管结石，腰痛

(二)用药经验

腰痛用药分补肾类、开痹通络类。补肾类分壮督补肾、温肾强腰、滋肾强腰。开痹通络分活血通络、搜风通络、豁痰通络、祛邪通络。

(1)壮督补肾选用菟丝子、鹿角片、鹿角胶对药。适用于强直性脊柱炎，以及生产后腰骶脊膂酸困疼痛。①鹿角胶添精补髓，温肾壮督，腰骶酸困为主者为宜。②鹿角片壮督活血，通经活络，对于以腰疼为主者效果更好。

(2)温肾强腰，选用补骨脂、肉桂、小茴香、炒杜仲，用于腰肌劳损、强直性脊柱炎的腰部疼痛，以沉重发凉，得温则减症、黎明尤甚为特点。补骨脂、肉桂、炒杜仲、胡桃肉(盐水炒)，四药相合为青娥丸，是治疗黎明腰痛的首选药。

(3)腰痛麻木沉重者遵叶天士之湿伤脾论，常以茯苓、桂枝、白术、干姜相伍。

(4)滋肾强腰，常选用知母、黄柏与桑寄生、杜仲、续断相伍，用于腰痛兼手足心热，潮热盗汗之阴虚腰痛证。

(5)活血通络选土鳖虫、白术、泽兰、牛膝、续断。用于治疗腰部软组织损伤之瘀血腰痛。

(6)豁痰多选制南星、半夏、僵蚕、制马钱子。

(7)搜风通络选乌梢蛇、蜂房、九香虫、地龙。用于治疗腰部久痛，反复发作，或腰部剧痛牵及下肢之腰椎间盘突出、强直性脊柱炎。

(8)祛邪通络选羌活、独活、薏苡仁、狗脊、细辛用于风寒湿邪入侵，腰部经气闭阻之风寒湿痹腰痛证。

(9)湿热者加苍术、黄柏。

(10)薏苡仁合炒杜仲煎汤或研粉口服，治疗腰痛悠悠，腰部沉重，反复发作，舌苔白腻之湿气腰痛效果很好。

五、治疗腰痛常用方

治疗腰痛,以固肾通络为主要法则,余常以强腰壮肾通络方为主。药物组成:狗脊 30 g、续断 30 g、杜仲 15 g、独活 10 g、土鳖虫 30 g、白术 30 g。方中以狗脊、杜仲为君以固肾强腰;独活、土鳖虫为臣,以疏通腰部之经气,畅通腰部络脉;续断白术为佐,以活血止痛固肾,健脾除湿以化瘀。诸药熔于一炉,共奏强腰固肾、通络止痛之功。

(一)病在脏腑

1.肾虚腰痛

腰部酸困,悠悠作痛,劳累后加重,休息后减轻,痛处喜按,甚或腰部肌肉强直。有时伴双下肢酸软麻木。多见于腰肌劳损、腰肌纤维组织炎、强直性脊柱炎,妇人也可见于生育子女过多,或流产过多。分肾阴虚、肾阳虚。

(1)肾阳虚:腰部酸困且痛,或黎明时腰痛,伴五更泄泻或晨起大便稀薄,四肢厥冷,舌淡,脉沉细。治则:壮腰固肾。方药:温肾强腰通络方,补骨脂 10 g、菟丝子 20 g、山药 20 g、白术 30 g、炒杜仲 15 g、续断 20 g、狗脊 30 g、独活 10 g、鹿角胶 10 g、胡桃肉 3 枚、肉桂 10 g。大便稀者加巴戟肉 10 g,四肢厥冷者加附子 10 g、细辛 4 g。

(2)肾阴虚:腰部酸困且痛,伴盗汗,或脚手心发烫,或口舌干燥,或舌红苔少。脉沉细数。治则:滋阴补肾、强腰壮骨。方药:滋肾强腰通络方,知母 30 g、黄柏 20 g、熟地黄 10 g、山药 20 g、山茱萸 20 g、牡丹皮 15 g、狗脊 30 g、续断 20 g、杜仲 15 g、独活 10 g、土鳖虫 30 g、白术 20 g。盗汗加浮小麦 30 g;口舌干燥加天冬、麦冬各 15 g,芦根 30 g。

2.脾湿腰痛

湿凝伤脾,脾虚运化不力,痰湿内生,中焦气机升降失常。痰湿流注腰部经络,腰部经气郁结,络脉失畅则产生腰痛,其腰痛特点为腰部疼痛沉重,伴食欲缺乏腹胀,便稀。舌苔白腻,脉濡缓。治则:除湿通阳、舒经通络止痛。方药:苓桂术姜方,茯苓 30g、桂枝 10 g、白术 30 g、干姜 10 g、独活 10 g、续断 20 g、土鳖虫 30 g、炒杜仲 15 g。腹胀加川木香 10 g,食欲缺乏加六神曲 10 g,便稀加炒薏苡仁 20 g。

3.肾、输尿管结石腰痛

一侧腰腹部突然发生犹如"刀割"样绞痛,疼痛放射到下腹部、会阴及大腿内侧,每次持续几分钟到数小时不等,发作时屈腰拱背、坐卧不宁、脸色苍白、大汗淋漓,患侧腰背部有明显的撞击痛,疼痛过后,常出现不同程度的血尿,多见于男女青年。治疗以排石为主。方药以排石汤加土鳖虫 30 g、皂角刺 30 g。

4.泌尿系统感染

泌尿系统感染亦常可见到腰部酸困且痛的症状,但一定是伴有尿频、尿急、尿痛,或会阴部憋胀,甚或肾区叩击痛。

5.妇科腰痛

腰痛是妇科疾病中常见的症状,月经前后以及经期、宫颈炎证、子宫脱垂、子宫后倾、生殖器肿瘤、妊娠等均可引起不同程度的腰痛。月经期或月经前后腰痛是由盆腔充血,血液循环受阻所所致。属冲任瘀阻。宜活血通络疏通冲任。方药:坤灵饮加鹿角片 30 g(先下)、土鳖虫 30 g、白术 20 g、续断 20 g。

6.肠中燥热腰痛

大肠疾病导致的腰痛往往是肠腑不畅,证见:腰痛,腹胀或腹痛,大便干结,或恶心欲吐。舌红苔黄燥,脉沉滑。治则:通腑泄热,润肠通便。方药:小承气汤,大黄 10 g、枳实 10 g、厚朴 10 大多、续断 20 g、独活 10 g。大便燥结者加芒硝 10 g、熟军 10 g、黄连 10 g、独活 10 g。

(二)病在经络

少阳经气不畅常见于妇人,肝气郁结,气滞于腰胁之间,腰胁之少阳经气失畅,诸筋弛缓,则产生腰痛不能久行久立。其特点为腰痛连胁,有气结支撑感,疼痛忽聚忽散,坐立行走时腰膝酸困乏力。治则:和解少阳。方药:加减柴胡汤,柴胡 10 g、黄芩 20 g、党参 10 g、甘草 10 g、干姜 10 g、大枣 2 枚、羌活 10 g、独活 10 g、续断 20 g。胁痛加郁金 10 g、丝瓜络 20 g。

六、病因、病机

病在筋经与肝肾有直接关系。肾为先天之本,肝主筋。先天禀赋不足,肝肾虚弱,湿热之邪入侵经络、筋脉,导致经筋气血与邪相结,久之产生痰瘀,病邪入络,继则侵犯督脉,使其不通或不荣而发病。多数人认为肝肾虚弱、风寒湿侵犯、督脉空虚、脉络瘀阻、经筋失荣是该病的主要病因、病机。腹泻、痢疾、泌尿道感染的致病之邪,最常见的即是湿热邪气。进一步证明湿热入侵是该病的主要原因,风寒次之。

七、诊断要点

(1)腰椎在前屈、侧弯、后仰 3 个方向皆受限。

(2)腰椎或腰背部疼痛或疼痛史 3 个月以上。

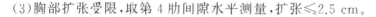

（3）胸部扩张受限,取第 4 肋间隙水平测量,扩张≤2.5 cm。

八、辨证要点

（一）寒湿痹阻

腰背酸困沉重,黎明尤甚,晨起活动后见轻。或见肢体关节、胸肋关节酸痛。痛处喜按喜揉,寒冷潮湿加重。

（二）湿热痰瘀

腰部与肢体关节症状同寒湿痹阻型。多伴腹泻或痢疾,以及泌尿系感染。舌苔黄腻。

（三）肾虚督瘀

腰背及项,僵直不利。腰部屈伸受限,悠悠作痛。脊椎椎体呈竹节型改变。

九、证治经验

在治疗方面,目前西医以药物治疗与体育活动相结合。药物主要为非甾体抗炎药、慢作用药、糖皮质激素药三大类。慢作用药以柳氮磺吡啶为首选。较适合的运动有慢跑、游泳、太极拳等。为维持脊柱的功能位,患者应仰卧睡硬板床,如已侵犯颈、上胸,应去枕睡眠;也可以经常做一些深呼吸、扩胸运动、屈膝、屈髋、弯腰和转头、转体等运动。但是多数人认为最好的运动方式是游泳。患者的运动强度可根据具体病情而定。一般认为运动后疼痛持续不超过 2 小时为度。

我们根据病程演变的阶段,分发作期与稳定期,发作期多见寒湿痹阻脉络、湿热痰瘀痹阻脉络。稳定期多见肾虚督瘀。

（一）发作期

1.寒湿痹阻脉络

临床表现:疼痛表现突出,痛点固定,腰背部憋胀且痛,腰背项僵直,夜间尤甚,翻身活动受限,起床活动后症状减轻或消失。伴颈项部压痛,脚跟作痛,肢体一个或两个关节肿痛,遇寒加重,活动欠灵活,或在扩胸时胸肋关节疼痛。

治则:温经散寒通络止痛。

方药:壮督强腰通络汤,骨碎补 20 g、补骨脂 20 g、独活 10 g、土鳖虫 30 g、白术 30 g、狗脊 30 g、续断 30 g、炒杜仲 15 g、菟丝子 30 g、鹿角片 10 g、乌梢蛇 30 g、蜂房 20 g。

加减:上肢关节痛加羌活 10 g、桂枝 10 g;下肢痛加川牛膝 10 g、木瓜 10 g;项背僵直加地龙 30 g、海风藤 30 g,僵直表现突出加薏苡仁 30 g、伸筋草 30 g、木瓜 10 g、宽筋藤 30 g；腰尻部痛加九香虫 10 g；骨刺加威灵仙 20 g、鹿含草 30 g；胸肋关节痛加姜黄 10 g、透骨草 30 g；肢体关节肿胀加豨莶草 30 g、老鹳草 30 g

2.湿热痰瘀

临床表现：常见夏季发病，或身体壮实之人。腰背疼痛僵直。喜揉喜按，甚则踩背则舒，夜间尤甚。肢体关节肿胀，舌苔黄腻，脉滑数。

治则：活血豁痰、清热除湿通络。

方药：刘寄奴 20 g、苏木 30 g、土鳖虫 30 g、当归 20 g、丹参 30 g、天南 10 g、茯苓 30 g、半夏 10 g、苍术 20 g、白术 20 g、黄柏 20 g、秦艽 10 g、忍冬藤 30 g、川牛膝 10 g、徐长卿 30 g、萆薢 20 g、独活 10 g、穿山龙 30 g。方中，刘寄奴、苏木、当归、土鳖虫、丹参活血祛瘀，天南星、茯苓、白术、半夏豁痰除湿，苍术、黄柏、秦艽、忍冬藤清热除湿，川牛膝、穿山龙、独活、徐长卿、当归通经活络。

(二)稳定期

肾虚督瘀：腰背僵直、酸困表现突出，黎明腰困或痛，喜按喜揉。晨起活动后显然减轻。伴腰膝无力，脚跟作痛，肢冷畏寒。脉沉细。

治则：补肾壮督通络。

方药：右归饮合姜桂苓术汤，菟丝子 20 g、枸杞子 20 g、沙苑子 20 g、熟地黄 10 g、山药 30 g、山茱萸 20 g、炒杜仲 15 g、肉桂 10 g、鹿角胶 10 g、桂枝 10 g、干姜 10 g、茯苓 30 g、白术 20 g、乌梢蛇 30 g、蜂房 20 g、雷公藤 30 g。

加减：肢体关节肿胀加豨莶草 30 g、老鹳草 30 g、防己 15 g、赤小豆 20 g；阴虚有热者去干姜、肉桂加蚕沙、海桐皮、忍冬藤。鹿角胶改为鹿角片。

症状改善后用右归龙蛇丸缓图。药物组成：菟丝子 30 g、枸杞子 30 g、沙苑子 20 g、鹿角胶 10 g、炒杜仲 20 g、怀牛膝 20 g、熟地黄 20 g、山茱萸 30 g、山药 20 g、地龙 30 g、乌梢蛇 30 g、蜂房 30 g、全蝎 10 g、白花蛇 1 盘。炼蜜为丸。

(三)腰椎间盘病变证治

1.疼痛期

(1)瘀阻督脉：证见腰痛如裂，并沿臀部放射至大腿后侧、腘窝、小腿外侧，多有针刺或电击样的感觉，腰痛过后下肢感到麻木酸胀。躺卧后减轻，站立、行走，甚至咳嗽、打喷嚏、排便用力时，腰痛则明显加重。方药以通气散加蜂房 20 g、乌梢蛇 30 g、川牛膝 10 g、木瓜 10 g、穿山龙 30 g、钻地风 30 g。

(2)肾虚太阳脉络不通：腰困且疼，放射致臀部环跳穴部位，未及下肢。

治则：补肾通络。方药：叶氏三子牛甲汤加味，菟丝子 30 g、沙苑子 30 g、枸杞子 30 g、川牛膝 10 g、木瓜 10 g、鹿角片 10 g(先下)。

此方乃叶天士治疗肾虚风入臀部处方。原方无名,由菟丝子、枸杞子、沙苑子、穿山甲、川牛膝组成。本方治疗因虚而致之"臀大肌炎"也很有效验。

2.疼痛缓解期

疼痛缓解后以补肾壮督通络法。

方药:加味右归饮,菟丝子 30 g、枸杞子 30 g、沙苑子 30 g、熟地黄 10 g、山药 30 g、山茱萸 20 g、怀牛膝 10 g、炒杜仲 15 g、肉桂 10 g、鹿角胶 10 g、乌梢蛇 30 g、蜂房 20 g、土鳖虫 30 g。下肢麻木加鸡血藤 30 g、天南星 10 g、黄精 20 g。

3.黎明腰痛

清代名医张石顽首次提出此病名,其主要特点是黎明时腰部酸困且痛,天明起床即止,属现代医学的腰肌劳损、强直性脊柱炎、肾脏疾病范畴。常见于房劳过度、或久伏桌案、或因某种疾病长期卧床不起的患者。

(1)黎明之时阴气极盛,阳气始动,属阴中之阳。阴盛阳衰,虚损之阳无力温煦筋脉即产生疼痛。

(2)黎明即寅卯时分,少阳初春生发时刻。肾阳不足,少火衰微,生发条达不力,气滞血行不畅即产生疼痛。

(3)久伏桌案或卧床较久,腰部筋脉运行不畅,腰间脉络瘀阻,即产生产疼痛。可见黎明腰疼与肾阳不足,腰间脉络瘀阻,肝气条达不畅关系密切。

加味青娥汤紧扣上述 3 种病机,常收效满意。方药组成:菟丝子 30 g、补骨脂 10 g、炒杜仲 15 g、胡桃肉 3 枚、桑寄生 20 g、续断 20 g、当归 10 g、怀牛膝 10 g、柴胡 10 g、川芎 10 g、猪腰子 1 枚(煎汤代水)。

腰椎间盘病变或腰部叩痛者加土鳖虫、白术、鹿角片、乌梢蛇、蜂房;前列腺炎者加茯苓、皂角刺;肾小球肾炎蛋白尿者加苏叶、蝉蜕、水蛭、黄芪;腰肌劳损加鹿角胶。

参 考 文 献

［1］褚四红.中医诊断全书［M］.北京:中医古籍出版社,2021.

［2］任健.中医诊断学［M］.济南:山东科学技术出版社,2020.

［3］李洁.中医内科临床治疗学［M］.长春:吉林科学技术出版社,2019.

［4］邹丽妍.中医内科临床实践［M］.长春:吉林科学技术出版社,2020.

［5］杨辉,王宏刚,钱玉莲.中医内科诊疗学［M］.南昌:江西科学技术出版社,2019.

［6］刘庆.现代临床疾病中医诊断实践［M］.天津:天津科学技术出版社,2020.

［7］王东新.现代中医内科辨证精要［M］.哈尔滨:黑龙江科学技术出版社,2019.

［8］谢庆斌.实用中医临床诊疗学［M］.开封:河南大学出版社,2021.

［9］步运慧.现代中医内科诊治精要［M］.北京:科学技术文献出版社,2020.

［10］韩立杰.实用中医内科治疗［M］.长春:吉林科学技术出版社,2019.

［11］宋海燕.现代常见病中医诊断与治疗［M］.天津:天津科学技术出版社,2020.

［12］梁湛聪.中医基础与临床［M］.广州:中山大学出版社,2018.

［13］崔蒙.中医诊断学［M］.北京:中国协和医科大学出版社,2020.

［14］郭学峰.精编中医内科疾病诊疗［M］.哈尔滨:黑龙江科学技术出版社,2020.

［15］王学工.实用中医内科辨证诊疗［M］.北京:科学技术文献出版社,2019.

［16］蒋相虎.实用中医内科辨证精要［M］.哈尔滨:黑龙江科学技术出版社,2020.

［17］严兴茂.中医内科临床诊疗学［M］.哈尔滨:黑龙江科学技术出版社,2019.

［18］马宁.现代中医内科诊疗进展［M］.长春:吉林科学技术出版社,2020.

［19］王少英.临床中医诊疗精粹［M］.北京:中国纺织出版社,2020.

［20］刘善军.实用中医内科基础与临床［M］.北京:科学技术文献出版社,2020.

［21］苏振州,孟文高,李继龙.中医内科临床诊疗［M］.南昌:江西科学技术出版社,2018.

［22］张丽军.实用临床中医内科学［M］.天津:天津科学技术出版社,2020.

［23］马捷.中医诊断基础［M］.济南:山东科学技术出版社,2019.

［24］宋五香.常见病症中医内科诊疗实践［M］.北京:科学技术文献出版社,2020.

［25］任宪雷.现代中医临床诊疗［M］.北京:科学技术文献出版社,2019.

［26］张秀霞.中医内科常见病诊疗学［M］.哈尔滨:黑龙江科学技术出版社,2020.

［27］何清邻.现代中医临床［M］.长春:吉林科学技术出版社,2019.

［28］杜义斌.当代中医临床诊疗精要［M］.天津:天津科学技术出版社,2020.

［29］王漫漫,冯宇飞.中医诊断与临床用药［M］.汕头:汕头大学出版社,2019.

［30］张广宇.中医内科学［M］.济南:山东科学技术出版社,2020.

［31］王承明.中医内科学［M］.北京:中国协和医科大学出版社,2019.

［32］徐俊伟.实用中医临床治疗要点［M］.开封:河南大学出版社,2021.

［33］王玉光,史锁芳.中医内科学［M］.北京:人民卫生出版社,2020.

［34］路侠.现代中医临床应用［M］.长春:吉林科学技术出版社,2019.

［35］李成君.中医临床诊疗辑要［M］.昆明:云南科技出版社,2020.

［36］客蕊,魏红玉.心悸病中医论治概述［J］.江苏中医药,2019,51(8):7-9.

［37］张丽秀,刘铁军,杨海淼,等.感冒后咳嗽中医病因病机研究［J］.吉林中医药,2021,41(1):130-134.

［38］陈宇桥,李飞,范青峰,等.温补法治疗痞满临床经验［J］.中国现代医药杂志,2020,22(12):98-101.

［39］原梦飞,沈晓旭,翁洁琼,等.运用《温热论》凉血散血法辨治胸痹思路分析［J］.江苏中医药,2021,53(9):9-11.

［40］苟文伊,叶乃菁,姜燕.消渴不寐的中医论治进展［J］.中医药临床杂志,2021,33(1):166-170.